がんになった緩和ケア医が語る「残り2年」の生き方、考え方

関本 剛

（緩和ケア医師　関本クリニック院長）

宝島社

がんになった緩和ケア医が語る「残り2年」の生き方、考え方

関本 剛（緩和ケア医師　関本クリニック院長）

宝島社

はじめに

まだ私が医学生だった20年以上前、死生学の権威として知られる上智大学のアルフォンス・デーケン教授（現・名誉教授）の講演を聴講したことがあった。

そのとき、デーケン教授は次のような話をされた。

ドイツでは「人間の死」と「人間以外の死」は違う言葉で使い分けられており、それぞれ「sterben」（シュテルベン）、「verenden」（フェアエンデン）と区別される。

人間は他の動物と違って、どんなに肉体が衰えても、死ぬその瞬間まで精神的に成長し続けることができる。それが「シュテルベン」の意味であり、人間の尊厳であるという趣旨であったが、その言葉は私の心に強くとどまることになった。

私はいま兵庫県神戸市で、主にがんの患者さんを対象とした在宅ホスピス「関本クリニック」の院長をつとめている。

人生の最終段階を迎えつつあるがん患者さんが、住み慣れた自宅で穏やかな最期の時間を過ごす。それを助けるのが私の仕事である。

緩和ケア医として、これまで１０００人近い患者さんを看取ってきた私に、晴天の霹靂とでも言うべき衝撃がもたらされたのは、２０１９年10月のことであった。

小さな体調不良を感じ、胸部ＣＴを撮影したところ、肺腫瘍が発見された。精密な検査の結果、ステージ４の肺がん、しかも「脳転移あり」との結論だった。その年は、春先から咳き込みが強くなっていた。しかし、まさか自分自身ががんに侵されているとは思わなかった。


医師もまた、がん患者になる——日本人の約半数が何らかのがんに罹患する時代、そのこと自体は決して珍しくない。

ただし、そのとき私はまだ43歳だった。妻と９歳の長女、５歳の長男を養っていかなければならない、一家の主宰者でもある。人生の折り返し地点と思っていた矢先の重い宣告に、私は打ちひしがれ、妻とともに涙を流した。

そして、これまで看取ってきた患者さんたちの胸のうちに隠された心象風景が、私には見えていなかったことをはっきりと悟ったのである。

私の母、関本雅子は日本のホスピス医の草分け的存在として知られる医師であり、いまも自ら開設した「関本クリニック」理事長として患者さんと日々向き合っている。私と比べてもはるかに多い、何千人ものがん患者と接してきた、いわば「看取りのプロ」であるはずの母も、実の息子である私が進行がんにかかったことを知ったとき、その事実を受け止め切れず、大きく取り乱した。もちろん、いまは現実を受容しているが、私とその家族が受けた衝撃の大きさは、間違いなくこれまでの人生において経験したことのないものだった。

私はいま、自分の置かれた客観的状況について、次の事実を認めなければならない。悲観や楽観を排除したうえでほぼ確実に言えることは、私の病気が今後、完全に治癒する可能性はなく、間違いなくこのがんによって私は死に至るということである。

生存期間中央値のデータから、この1～2年以内にも「その時」がやってくる可能性がある。それは半年後かもしれないし、5年後かもしれない。ただし、医師である私が自分自身に所見を伝えるならば「どんなに長くても数年以内」というのが結論である。

原発巣である肺がんよりも、手術では除去できない転移した脳の腫瘍がやっかいだ。私がもっとも恐れるのは、複数の脳腫瘍が今後大きくなったとき、性格の急激な変化や意識障害の発生など、自分が自分でなくなってしまうような状況に陥ることである。

幸い、いまのところそうした兆候は見られていないものの、今後、自分自身の意思とは無関係に、周囲を驚かせたり、苦しませたりするような事態が起きる可能性を否定することはできない。

看取る医師が看取られる患者の側に足を踏み入れたとき、私は改めてデーケン教授の言葉を思い出す。

がん患者になったとはいえ、私にはまだ残された時間があり、ある部分では成長することができる。医師としてこれまで患者さんに語ってきたこと、最期の「人間としてあるべき姿」について、今度は自分自身に言い聞かせ、それを体現しなければならない。

これまで多くの患者さんと、理想の最期について話し合い、取りうる選択肢を提案してきた。自分自身ががんの宣告を受けた後、やはりがんに罹患していた70代の女性の患者さんに私はこう伝えた。

「いたずらに寝たきりの時期が長引いてしまうタイプの慢性期疾患などもありますが、それと比べるとがんの患者さんは最期まで人間らしい生活を送ることも可能です。治療の方針も、自分で選択することができますよ」

すると、その女性の患者さんはこう語った。

「先生、私もそう思います。ほかの病気より、がんで良かったかもしれません。ただ私の希望はひとつだけ、美しく死にたいんです」

この女性はある日の午前2時、自宅でご家族に見守られながら静かに息を引き取った。深夜、連絡を受けて自宅にうかがった際、ご家族がしみじみとこう語ってくれた。

「先生、夜中にありがとうございました。ほんとうに穏やかな最期でした。自宅でも、こんなに楽に死ぬことができるんですね」

そのとき、私はこの女性が「美しく死ぬ」という最期の目標を、しっかりと実現したことを知った。

「美しく死ぬ」ということは、どういうことなのか。私にはまだはっきりと分からない。ただ、緩和ケアを志した一介の医師として、私は最期まで自分の使命を果たさなければならないという思いが強い。

極めて逆説的な表現にはなるが、患者さんがいみじくも語った「がんになってよかった」と思える境地に達することができるか。私にとってはそれが、ひとつの大きな目標となるのかもしれない。


本書は、ステージ4の進行肺がんの宣告を受けた私が、命について、仕事について、運命の受容について、生きる目的と意味について、現段階で考えることをまとめたものである。


「最善に期待し、最悪に備えましょう」

これまで、死を前にした患者さんに、そう伝えてきた。私もこれから、治療の奏功による生存期間の延長に期待しながらも、脳の機能が正常を保つ間に「最悪への備え」を実践しなければならない。

わずか40年余の人生において、何かを成し遂げたわけでもない私にできることがあるとすれば、医師と患者の両方の立場からがんという病気と向き合った記録を残すことしかない。それが1人でも多くの「がんを生きる」患者さんにとって、有益かつ実用性のある内容となること――それが著者としての唯一にして最大の願いである。

関本　剛

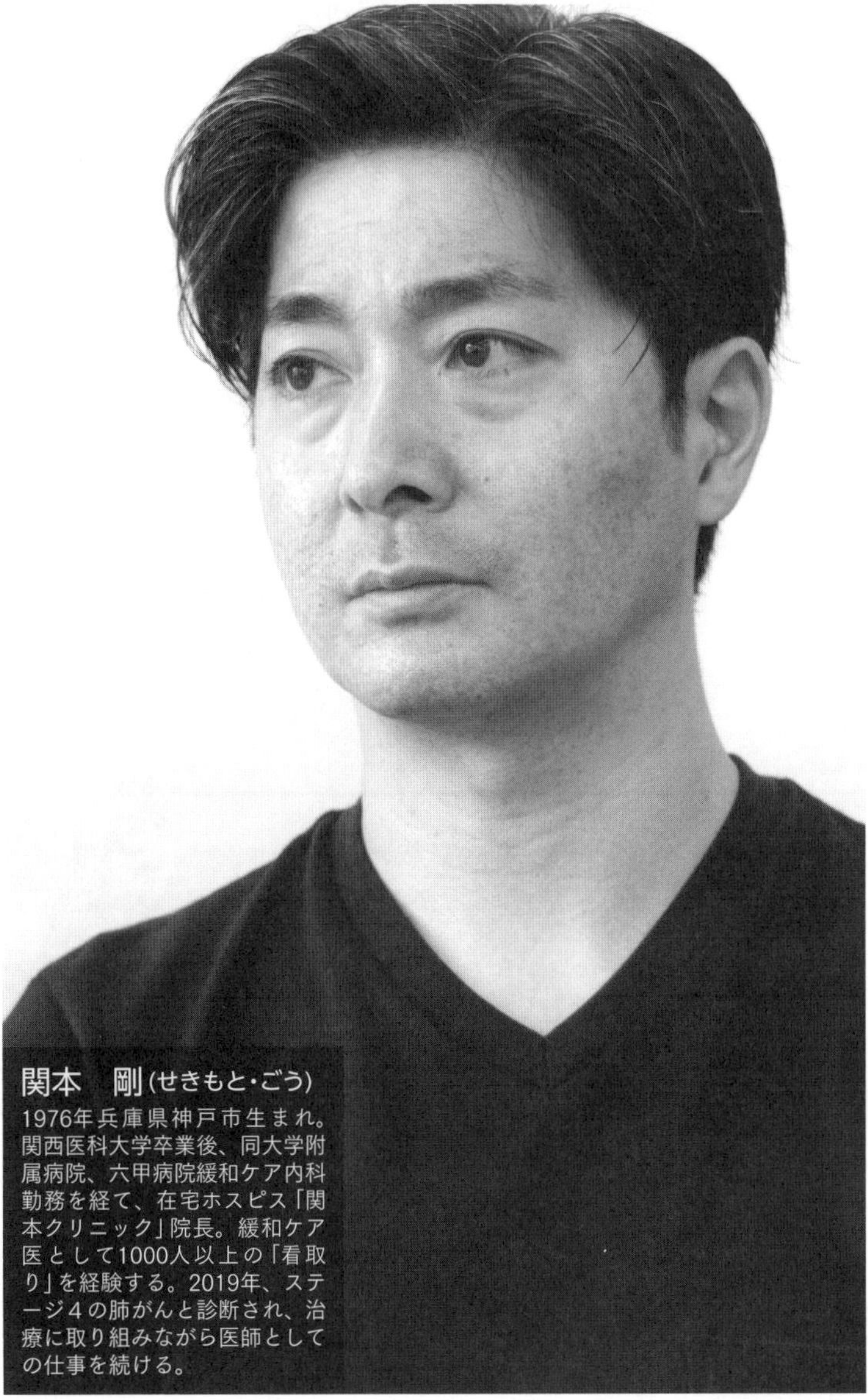

関本　剛（せきもと・ごう）
1976年兵庫県神戸市生まれ。関西医科大学卒業後、同大学附属病院、六甲病院緩和ケア内科勤務を経て、在宅ホスピス「関本クリニック」院長。緩和ケア医として1000人以上の「看取り」を経験する。2019年、ステージ4の肺がんと診断され、治療に取り組みながら医師としての仕事を続ける。

がんになった緩和ケア医が語る「残り2年」の生き方、考え方

目次

2章 医師の道へ

3章 死について思うこと

4章 生きてきたように

5章 最高の人生に向かって

医師を目指す高校生に向けたメッセージ

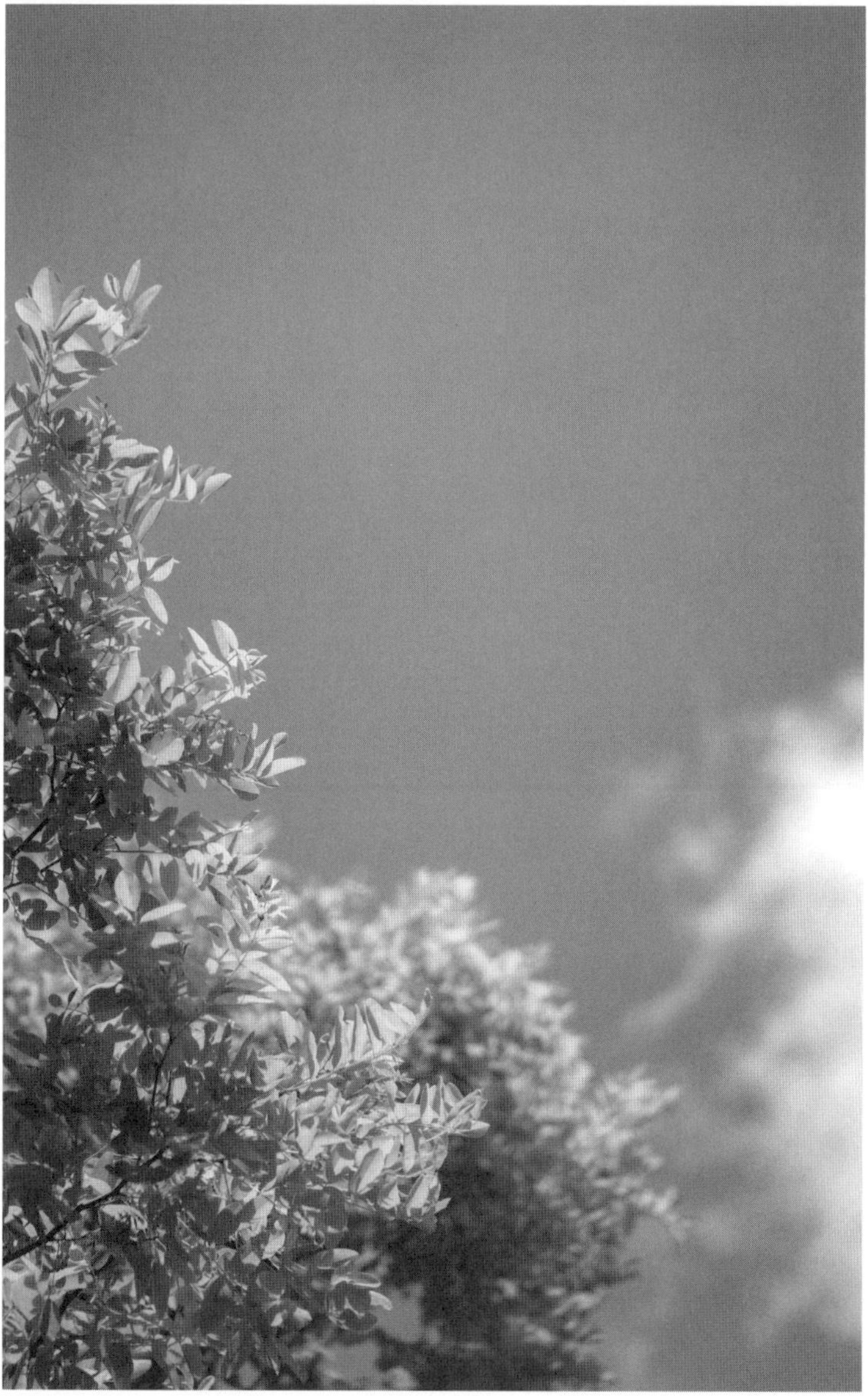

装幀　　岡 孝治
協力　　河原正典
編集　　欠端大林

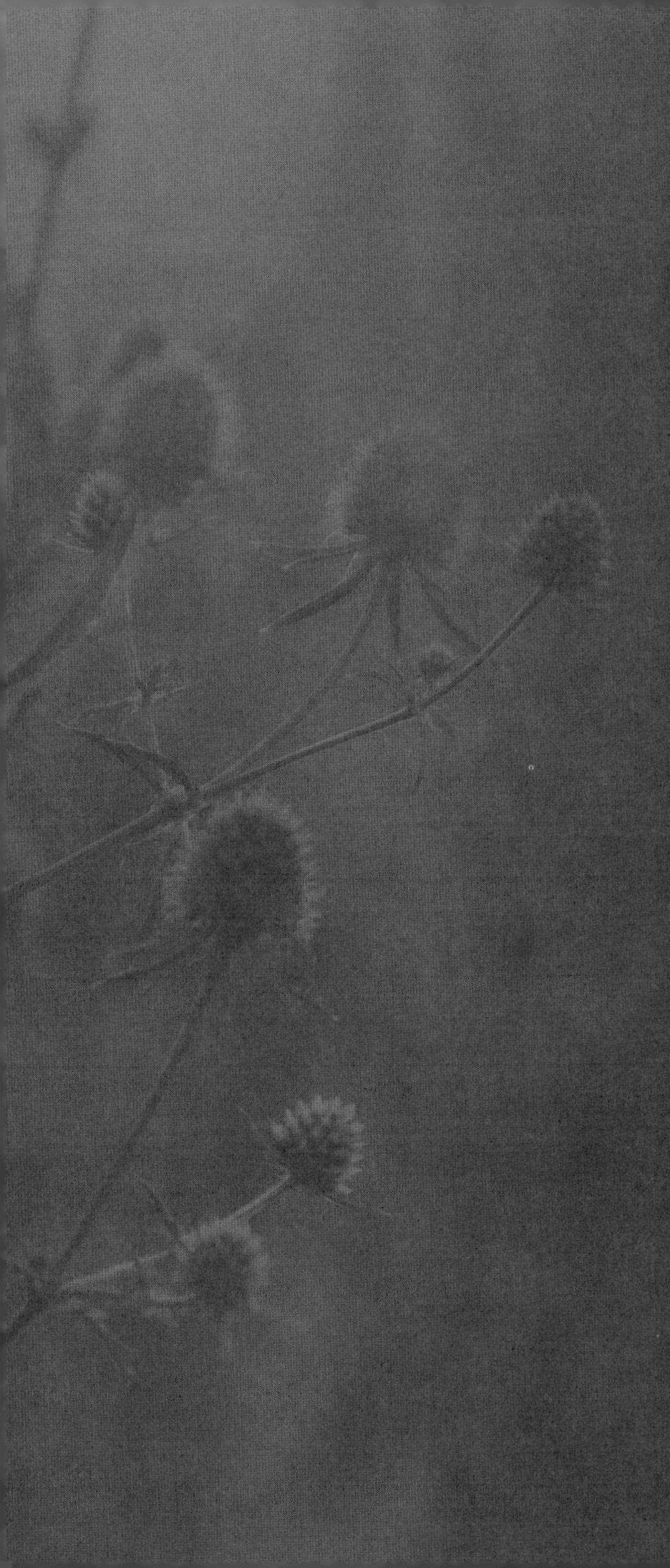

1章 宣告

母の古希を祝うパーティー

２０１９年の秋、私は神戸市内で開かれた、ささやかなパーティーに出席していた。当日の主役は関本雅子――私の母である。

神戸市に在宅ホスピスの「関本クリニック」を２００１年に設立した緩和ケア医の母は１９４９年生まれの団塊世代で、この年70歳の古希を迎えた。

在宅ホスピスとは、人生の最終段階を迎えた患者さんたちが、残された時間を自宅で過ごせるよう、サポートする診療所である。私は２０１８年に母の後を継いで同クリニックの院長となり、それまで院長だった母は理事長の肩書きで、いまも仕事を続けている。

「当日は私、歌うからトロンボーンやってくれる?」

パーティーの前に、母からこんな依頼を受けた。

同世代の女性と比べれば、かなりアクティブな行動力を持つ母は、最近になってジャズボーカルに目覚め、その成果を披露したいという。中学・高校時代にブラスバンド部に所属していた私は、トロンボーン演奏が趣味だった。どちらも素人の「親子演奏」というわけである。

当日、ひととおり出番が終わると、私がひと言、来場者に向けて挨拶をすることになった。緩和ケアや看取りに携わる関係者も多かったことから、私はマイクに向かって冗談を言った。

「本日は母の生前葬……いや、古希ライブにお集まりいただきまして、まことにありがとうございました。おかげさまで、本番の葬儀の際にも使用できそうなVTRがずいぶん撮れました……」

母が苦笑し、会場が沸いた。クリスチャンである母からは、自分の葬儀の際には「アメイジング・グレイス」を流してほしいと聞いたことがあるのだが、流す曲もいくつかバリエーションがあって困ることはないだろう。

70歳になったとはいえ、母はいまもいたって元気である。しかし、ゆくゆくは私が中心となってクリニックを運営していかなければならない。この日のパーティーは、母をねぎらう機会であると同時に、院長となったばかりの私にとって決意を新たにする場でもあった。

だが、43年間の人生における最大級の衝撃がこの直後に待ち受けていることを、その日の私は知る由もなかった。

■「これ、僕の写真ですか」

「一度、きちんと診察を受けてみたら」

妻の言葉に私は少し咳き込んだ後、頷いた。

「ああ、そうしてみる」

2019年8月以降、私は咳き込むことが多くなり、時折、左胸に痛みを感じることがあった。

この症状は2018年末ごろから感じていた。もっとも、小児喘息を患った経験がある私は、ハウスダストの多い屋内に長時間いたり、風邪をひいたりすると、咳き込みが強くなることがしばしばあったため、特に診察を受けることもしなかった。

「またいつもの症状が出たかな」

そうやり過ごしていたが、明確に咳の頻度が多くなり、また長期にわたって症状が続いたため、異変を感じ取った妻が検査をすすめてくれたのである。

２０１９年10月3日木曜日。この日の午前中、私は神戸市の「六甲病院」で、いつも通り消化器内視鏡（胃カメラ）の外勤をこなしていた。関本クリニックの休診日である木曜日は、２０１５年まで3年間勤務した六甲病院で内視鏡医として検査を手伝うのが私のルーティンワークであった。

医師としての仕事が終わると、そのまま六甲病院の知人の医師に頼み、胸部ＣＴを撮影してもらった。放射線技師たちも顔見知りで、私にとっては勝手知ったる病院である。撮影直後、そのまま関係者としてバックヤードに入り、軽い調子で声をかけた。

「僕の写真、どうでしたか？」

だが、モニターに映し出された画像を見たとき、落雷に打たれたような衝撃が全身を駆け抜けた。

左肺に4センチほどの腫瘤がはっきりと映っている。

これは、がんだ。

一気に全身が硬直し、凍り付いた。

プロの読影医ではない私が見てもすぐにわかるくらい、影は胸膜に達し、一部気胸を起こしており、肺門リンパ節が腫脹していた。

もう一度、モニターに表示されている日時と、被験者名を見直した。だが、そこには間違いなく「関本剛」という名が表示されている。

血の気が引いていくとはまさにこのことだった。

「……これ本当に僕の写真ですか」

その場にいた誰が何を言ったかは覚えていない。

「これは……」

そこから何を口走ったのか、覚えていない。消化器内科医としてがんを学び、何千人ものがん患者のＣＴ画像を見てきたが、いま自分が見ているそれは、どう見ても、まさにがん患者のものだった。


〈この大きさでは、もう切れないかもしれない……〉

医師として真っ先に気になることは、手術できるかどうかである。しかし、この大きさでは「切れない」、つまり手術できない可能性があった。

重苦しい沈黙を破って、放射線技師が私に言った。

「造影で撮影し直しますか。こちらは時間、大丈夫です」

だが、それが気休めであることは分かっていた。

いったいどうすればいいのか——衝撃を受け止めきれない頭で必死に考えたが、結局はがん拠点病院に相談し、精密検査を受けるしかない。それは、医師であればほとんどがそうしたであろう必然の選択だった。

主治医の決定と精密検査の手配

私は、放射線技師に依頼した。

「このデータを……CDRに焼いていただけますか」

「分かりました」

ものの10分でデータを受け取ると、病院を後にした。そして、母に電話した。

「今日、CT受けたけど、多分、肺がんやわ」

すると、母は悲痛な叫び声をあげた。

「ええ？　そんな！　どうして！」

電話口の声が、瞬間的に涙声に変わった。

「画像見た限りでは、手術は難しいかもわからへん。とにかく、やれることをやるしかない。中央市民病院の先生に聞いて、どうするか決めようと思ってる」

「そうね、それしかない。そうしなさい」

ものの2分ほどで電話を切った。私としても、精いっぱいの辛い報告だった。

これまでホスピス医、緩和ケア医として何千人ものがん患者さんを看取ってきた母は、よりよい「人生の最期」を過ごすための、患者さんに向けた著書も上梓している。そんな母でさえ、息子である私が、がんを宣告されるという過酷な状況に、冷静さを保つことはできなかった。

私は、信頼する緩和ケア医で、がん薬物療法専門医でもある神戸市立医療センター中央市民病院（以下中央市民病院）の西本哲郎医師に電話した。こうなった以上、一刻も早く、精密な検査を受ける必要がある。手術適応となった場合は、時間との勝負になる可能性があると思ったからだ。

「先生、突然すいません」

切迫しながらも改まった口調に、西本医師もただならぬものを感じ取ったのかもしれない。

「どうしました」

「どうやら僕、肺がんのようなんです」

「ええっ……」

「僕自身、信じられないのですが本当です」

一応、「ようなんです」とは伝えたが、肺がんであることは確実だったし、西本先生もそのことは説明せずとも理解してくれた。私が西本先生に相談したかったのは、精密検査を受ける病院選びだった。

候補は2つ。私が緩和ケア医として、週に1度、緩和ケアチームのお手伝いをさせてもらっている中央市民病院と、もうひとつのがん拠点病院である。

どちらも、医療の質、経験値は県内どころか全国でも屈指の施設だ。ただし、中央市民病院呼吸器内科の永田一真先生とは直接、面識がある。永田先生は同世代で、診療手腕はもとより、人格的にも信頼し得る医師であり、一患者としてまな板の上に乗るのであれば、個人的にも連絡でき、内部の勝手も分かっている中央市民病院の方が良いだろう――私の気持ちは中央市民病院に傾いていた。

西本先生は、そんな私の気持ちを察してくれたのかもしれない。

「他の病院の事情についてはそれほど詳しくないのですが、私から言えるのは、中央市民病院の呼吸器内科チームなら信頼できるということです」

私はその言葉に後押しされ、中央市民病院で精密検査を受けることを決めた。

必要なことだけを的確に教えてくれた西本先生には感謝しかない。

■「お父さん、がんなの？」

妻には電話ではなく、直接伝えないといけないと思い、その後自宅に帰り、事実を直接告げた。

「どうしたの？」

帰宅した私の表情が明らかにおかしかったようで、何も言っていないのに妻の方から聞いてきた。

「今日、六甲病院でＣＴ撮ったんやけど、肺に腫瘍が写ってて……」

「えっ！」

妻が手を口にあて、目を見開いて声を出した。

「肺がんだと思うから、中央市民の先生に声かけて、精密検査してもらうために明日受診してくるわ」

「ええっ……そんな……なんで……」

口に手を当てたまま、壁にすがるようにもたれかかりながら妻はその場にへたり込んだ。その悲鳴に近い声に、驚いて子どもたちが玄関にやってきた。

「お父さんどうしたの？　がんなの？」

口々に聞いてくる子どもたちの肩を抱きながら、私は話した。

「うん。多分、がんやと思う。これから検査受けて、治せるかどうか調べてもらうから」

涙を流し、固まった妻と近寄ってくる子どもたちの前で、私自身も泣きそうになり、この言葉を出すのが精いっぱいだった。

しばらくして妻も正気を取り戻し、食事を作ってくれ、翌日の受診の段取りやクリニックを休む手配などを話し合いながら家族で夕食を取った。この日は、生まれて初めて食事が喉を通らなかった。

恐れていた「脳転移」が判明

次の日、データを持参して中央市民病院の永田先生を訪ねた。

私にとって、中央市民病院は六甲病院と同じく馴染みの深い病院である。週に1回、非常勤医として緩和ケアの回診をする勤務先であると同時に、私はこの病院で5年ほど前から「緩和ケア研修会」の講師もつとめさせていただいており、多くの病院関係者と面識があった。

それだけに、初診の手続きや看護師さんからの問診などは照れ臭かったが、担当してくれるスタッフがみな、心から心配してくれ、それは私にとって心強かったし、ありがたかった。

中央市民病院での精密検査が始まった。

採取した組織で肺がんであることを確定診断するための気管支鏡検査。転移しやすい臓器である脳の造影MRI検査。脳以外の臓器への遠隔転移を調べるPET-CT

を、翌週に立て続けに手配してもらった。

私の仕事への影響を最小限にするという目的で、10月7日、月曜日に気管支鏡とMRIを、翌日の火曜日にPET-CTの実施が決まった。

ひととおり検査を受けることができることになり、少し安堵する気持ちと、「もし手術できなかったらどうしよう」という不安で、10月3日から10月7日の間はなかなか寝付けなかった。

10月7日、気管支鏡と脳のMRI検査を受けた私は、そのまま妻とともに中央市民病院の外来に戻り、脳MRI検査の結果を見せてもらった。

それは相当に恐ろしい瞬間であったが、私には、最悪の状況を回避できる予感があった。いまのところ、麻痺やふらつき、神経症状など脳転移を疑わせるような予兆はまったくない。

だが、モニターに表示されたカルテの画像は、私の希望を一瞬にして打ち砕いた。医師である私はもちろん、素人の妻にも分かるような、数ミリから2センチくらいの腫瘍が10ヵ所ほど点在しており、そのうちの1つは、生命維持の根幹にかかわり、梗塞や転移が生じると多彩な症状をひきおこす「脳幹」にあった。

すでに放射線科医の所見がついており、そこには絶望的な文言が書き込まれていた。

〈大脳、小脳、脳幹への多発脳転移〉

「……ごめん。ステージ4や。もう手術どころじゃない」

私がそうつぶやくと、妻の顔が蒼白となり、両目から涙が流れた。

「肺がんの脳転移と言えば、早ければ2～3ヵ月で死んでしまってもおかしくない状態や……」

妻がついに泣き崩れた。

「そんな……ひどい……あなた何も悪いことしてないのに！」

私も涙声になった。

「ごめん！　ごめんな……ほんとにごめん！」

ただ、泣くしかなかった。自分自身の未来を示すカードをめくった先に、あまりに厳し過ぎる現実が待ち構えていた。

5分間、泣きはらした私と妻は、涙をぬぐい、その場を後にした。

病院の外は、秋の夕方だった。ハンドルを握る妻が、ふとこんな提案をしてくれた。

「今日は、やりたいことをしたら？　何がしたい？」

私は、そのひと言に救われた。妻はいつも、現実を見ながら生きている。

「映画を観たいな」

そのまま、妻とともに映画館へ行った。鑑賞したのは、恩田陸の直木賞作品が原作の『蜜蜂と遠雷』である。平日とあって、館内にあまり観客はいなかった。その閑散とした光景が、私の心を少し落ち着かせてくれた。

4人の若手ピアニストが、著名なコンクールで人生をかけた勝負に挑む。とても素敵な映画だった。ただ、スクリーンを観ながら、私の頭のなかに映画好きな60代の男性患者さんとの会話が駆け巡っており、映画の詳細な内容はあまり入ってこなかった。

その患者さんはとても映画好きで、毎週欠かさず夫人と映画館で新作映画を鑑賞しては、その感想を聞かせてくれた。自分も、もし患者さんと同じような境遇になったときには、映画館に通おうと思っていたことを思い出し「これからは自分の好きなことを優先的にしていこう」という気持ちにさせてくれ、少し吹っ切れた。

自分の葬儀で流してもらいたい曲

翌週、関本クリニックに出勤し、母と顔を合わせた。

これまで医師として、いつもユーモアを忘れずに、現場に重苦しい雰囲気があればそれを振り払うよう努力してきた。関西人である私は、深刻な状況を笑いに変える力を価値あるものとして認識している。

「この前、葬儀用のVTRが撮れたなんて言うたけど、あれ、僕の葬儀で先に使わせてもらうことになりそうやね……」

だが、それを聞いても、さすがに笑う気持ちにはなれなかったのだろう。母は、私と目を合わせなかった。私は以前から、金管楽器の見せ場が多いエルガーの名曲「威風堂々」を自分の葬儀で流してほしいと思っていた。

「僕の時は『威風堂々』使ってや」

すると母も、暗い調子ながらこう返した。

「『威風堂々』なんて、パイプオルガンで演奏してもらっても間抜けな感じになるんとちがう？」

私も、母と同じく成人してから洗礼を受けたクリスチャンである。葬儀が教会で執り行われる前提で、想像を巡らせているようだった。

「ホンマやな……オルガンでええ感じのやつ、考え直しとくわ」

数日前のように、感情を表に出すことはなかったものの、さすがに母はショックを隠し切れない様子だった。私の前では気丈にふるまってはいたが、やはり動揺は大きかったらしい。後に伝え聞いたところによれば、私からがんの報告を受けた母は数日のあいだ、クリニックの看護師さんたちに「剛ががんになってしまった……」と語っては涙し、しまいには涙もろい看護師さんたちまで泣いてしまうような場面があったらしかった。

特定できない「がん」の原因

なぜ、私はがんになってしまったのだろうか――正直に告白すれば、がんと診断されてからいままで、この問題について、突き詰めて考え抜いたことはない。

原因を特定し、それが今後の自分の人生に役立つことにつながるのであれば、その作業も必要と思えるのだが、まず原因は特定できないし、たとえできたとしても、いまからその原因を除去することはできない。

私は肺がんと診断されたが、喫煙習慣もなく、家族にも喫煙者はいない。喫煙者の肺がんリスクが非喫煙者よりも高いことは事実だが、「たばこを吸わなければ肺がんにかからない」というわけでもない。2人の祖父も最期はがん患者になったが、長寿の時代になり、国民の2人に1人ががんになる時代、「がんになりやすい家系」といった概念もすでに消えつつある。

私が40代で肺がんになったからといって、子どもたちにその素因が受け継がれるなどということは証明されていないし、むしろ家族に若くしてがんになった人がいると、若いうちからがん検診を受けるようになるので、がんが寿命に影響するリスクは減るのかもしれない。

私は大学を卒業して医師になった2001年以降、勤務医としてさまざまな病院で14年ほど働き、2015年に母が設立した関本クリニックの副院長となった。勤務医時代は定期検診を受けていたので、間隔があいてしまったのは独立してからのことである。

在宅ホスピスという仕事柄、より地域に根差した医療を目指したいとの思いもあり、地域のロータリークラブへ入会し、週に1度の会合にも出席するようにした。また学会や書籍の仕事なども多くなって、40歳（2016年）を過ぎたあたりからは会食が確実に増え、睡眠時間も短くなっていた。

学会発表の準備や依頼原稿の締め切りなどが迫ってくると、朝方まで仕事をすることも増え、体に負担をかけていたことは間違いなかったと思う。

早めに検診を受けていれば、手術できる段階でがんが発見できたという可能性はあるが、私としてはその部分を「医者の不養生」とことさら指摘されるのは辛かったし、医師として患者さんにアドバイスするときも、過去にさかのぼって「あのときこうしておくべきだった」というもの言いはしないように心がけていた。

患者さんのなかには、自身の病歴を振り返るなかで「あのときこうしていればよかった」と嘆く方も少なくない。

そういうとき、私は意識してこう語りかけていた。

「その時その時でより良い選択をしてこられているので、自信を持ってもらって大丈夫ですよ」

自分の行動についてずっと後悔し続けることに私は意義を見い出せないし、落ち込むことで治療に悪影響が出る可能性もある。大切なのはあくまで「これから」であり、いかに気分良く過ごすかということを大切にし、毎日ポジティブに過ごしているうちに、気づけば何年も経過していたということもあり得ることを、私は患者さんたちから教えてもらってきた。

「生存期間中央値」は2年

精密検査の結果は、「肺がん」「脳に多発転移あり」、つまり「ステージ4」で確定した。ステージ4というレベルは、一般の方々にもよく知られている通り、がんの進行度合いがもっとも進んだ状態を意味している。

「生存期間中央値」という言葉がある。ある患者さんの集団において、50%の患者さんが亡くなるまでの期間を示すもので、「余命」の概念とは異なるものだが、命の長

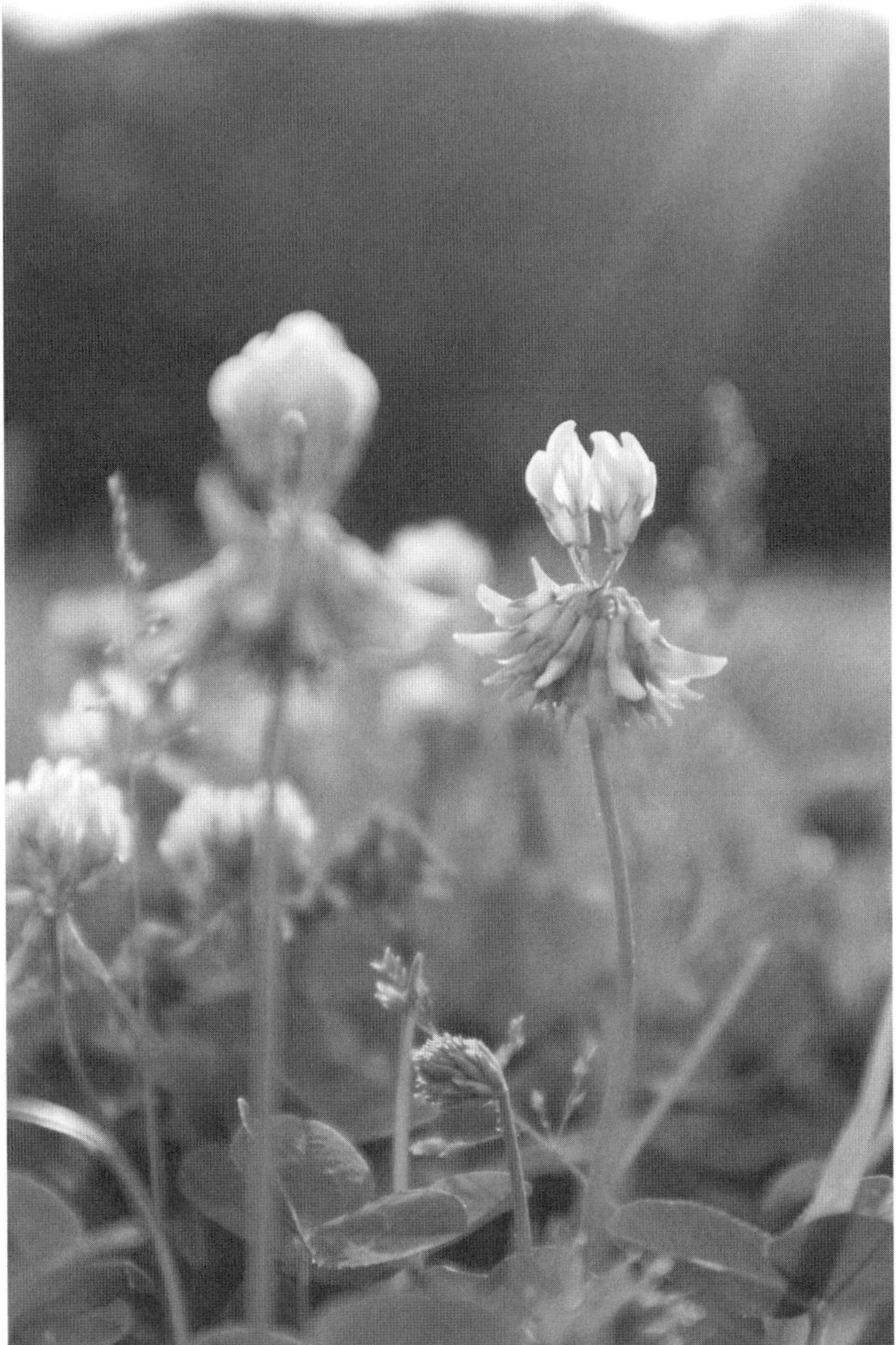

「後悔」し続ける必要はない

さがどこまであるのかを医師が患者さんに説明するとき、しばしば参考にされるデータである。

結論から言えば、私が提案された抗がん治療を受けた場合、生存期間中央値は、無増悪生存期間で11ヵ月、全生存期間で2年ということだった。無増悪生存期間とは、治療することによってがんが大きくならずに経過する期間のことで、逆に言えば、私と同じ病気にかかり、同じ治療を受けた場合、半数の人が11ヵ月後にはがんが大きくなってしまい、2年で亡くなるということを意味している。

脳以外の遠隔転移がわかるPET-CTでは、所属リンパ節以外に明らかな転移は認められなかった。とはいえ、脳に多発転移があるので、根治を目指した治療は存在しない。ここから先は、延命を目指した全身抗がん化学療法が、最有力の選択肢となる。

もっとも、現在は利用できる薬剤もあらかじめ効果を予測する検査も日進月歩で進歩しており、「オプジーボ」に代表される免疫チェックポイント阻害剤以外に、利用できる分子標的治療薬の種類も守備範囲も広がっていた。

幸い、私の肺腺がんにはその分子標的治療薬の適応となり得る「遺伝子変異」があったため、いわゆる「吐き気や倦怠感をもよおし、毛が抜けるような昔ながらの抗がん剤治療」を受ける前に、1日1度の内服で良く効くチロシンキナーゼ阻害薬（TKI）を定期内服することになった。

「サイバーナイフ治療」を選択

遺伝子変異にもいろいろなパターンがあり、「TKIがよく効く可能性が高い」遺伝子変異から「あまり効かないかもしれない」遺伝子変異まであるようで、「よく効く可能性が高い」遺伝子変異であった場合は、内服薬だけで脳転移にも効果があると言われる。

しかし、私の場合は「そこそこ効くかもしれない」という程度の遺伝子変異であったため、脳転移にどこまで効果があるのか分からないという主治医の判断のもと、脳転移巣に対する放射線治療を先行し、その後分子標的治療薬を導入する方針となった。

脳幹や小脳などデリケートな部位に転移巣があったため、周囲正常組織への放射線照射による影響が少ない「サイバーナイフ」という治療法が選択されることになった。最先端の機械を用いてピンポイントで放射線を照射する治療法だ。

２０１９年10月21日から26日までの６日間、私は神戸ポートアイランド内にある神戸低侵襲がん医療センターに入院し、サイバーナイフ治療を受けた。その後28日から11月１日までの５日間、中央市民病院へ入院し、分子標的治療薬を導入してもらった。いずれも、人生初となる入院であった。

私が前述の「生存期間中央値」について数値を聞いたのは、10月28日のことである。


「2年か……」


いちばん最初に自分の脳の画像を見たとき、直感的に「3ヵ月持たないかもしれない」と思ったが、それよりは長かったことに少しほっとした。

しかし、改めて思いなおすと、2年という時間がそれほど長いわけでもなく、また必ず2年持つという保証もない。子どもの成長をいつまで見届けることができるのか。２００８年に結婚した妻との結婚15周年まで持つだろうか。そんな思いが脳裏をグルグルと駆け巡った。

誕生日の前日にフェイスブックでがんを公表

入院にあたり、私はひとつの決断をした。それは、自分ががんになったことを隠さずに公表することである。

２０１９年10月23日、43歳になる誕生日の前日、私は自分のフェイスブックに次のような投稿をした。

〈43歳の誕生日を人生初の入院で迎えます。

10月に肺癌（脳転移）であることがわかり、今週の月曜日から脳転移巣に対する放射線治療（サイバーナイフ）のため、神戸低侵襲がん医療センターにお世話になっています。

来週からは全身抗がん治療（分子標的治療薬導入）のため、神戸中央市民病院に入院予定です。

医学の進歩に期待！しつつ、あと何か月なのか、何年なのか、残された時間を思う存分楽しみたいと思っています。

今後は家族との時間を最優先しつつ、仕事や趣味をほどほどに楽しみながら、余裕があれば自身の体験を緩和ケアの普及啓発という形で社会に還元したいと思っています。〉

私があえて、自分が置かれた状況を公表しようと思ったのは、いくつかの理由があった。

まず、今後はどうしても、いままでと同じ生活を送ることはできない。仕事の優先順位や、人との付き合い方が変わってくる可能性があるため、がんになったことを隠しながら生きていくことは不可能だと思ったからである。

また、今後も体が続く限り、仕事は続けていくべきだとの考えに立った時、患者さんやクリニックで働く同僚にも、自分の状況はいずれ説明しなければならないときが来る。私は一介の医師であり、SNSに何万人もフォロワーがいるような著名人ではないが、それでもフェイスブックに書いておけば、多くの関係者に告知できると考え、先の投稿を行った。

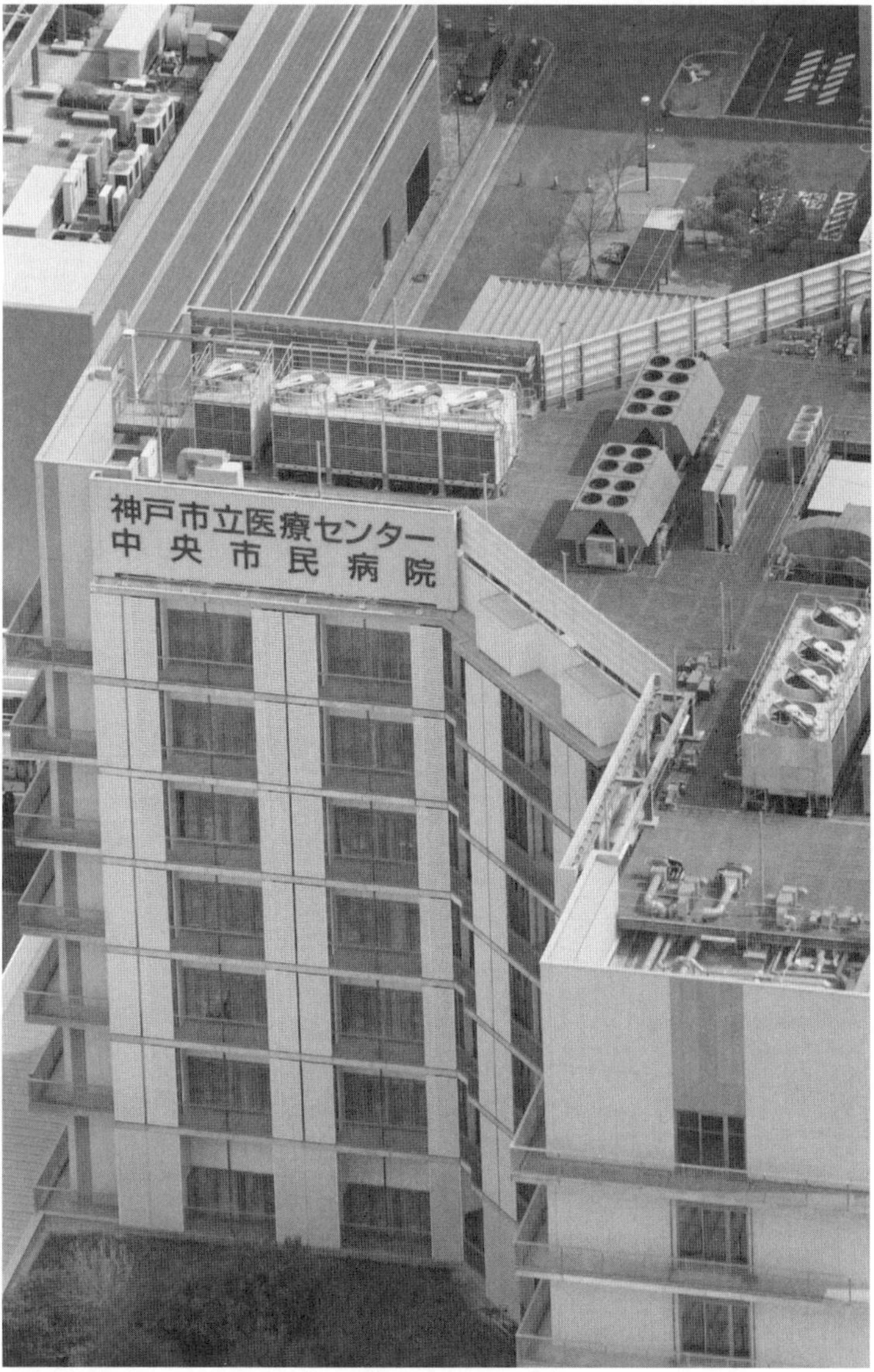

神戸市の中核医療施設の１つである神戸市民中央病院

患者を勇気づける「気持ちと祈り」

この書き込みには、私がフェイスブックを開設して以来、最大の反響があった。どこから聞きつけたのか、没交渉になっていた医学部時代の友人や、中学・高校時代の友人たちまでコメントを寄せてくれた。

私を奮起させ、アドレナリンの分泌を促進させてくれたのは、多くの方々のたったひとつの言葉だった。

〈何もできないけれど、とにかく、祈ってます!〉

言葉が、人を救いもするし、殺すこともあるというのは本当である。たとえ医師が同じ症状の患者さんに同じ薬を処方したとしても、そこに患者さんを安心させるような適切な言葉があれば、薬の効果は倍にもなるし、ゼロにもなるということを、私は実際に経験してきた。

自分自身が患者となったとき、他者のささやかな「気持ち」や「祈り」がどんなモノや情報よりも大きな力となることを、私は改めて知ることになった。

神戸低侵襲がん医療センターに入院中、以前から緩和ケア研修会や研究会でお会いし、良く知っている女性医師がひょっこり病室に顔を出してくださった。母と子ほどの年齢差があるその女性医師が私の肩を抱き発した言葉と、いつもひょうひょうとしている私の父が入院中の私宛に届けてくれた誕生日カードに書かれていた言葉は全く一緒だった。

〈代われるものなら代わってやりたい！〉

私のために心を痛めていることに対する申し訳なさと、私のことを思ってくれている深い愛情を感じ、涙があふれてきた。

10月28日に中央市民病院に入院してからは、分子標的治療薬「ジオトリフ®」の副作用による下痢に悩まされた。

その後体験することになる「シスプラチン」とくらべると、副作用の程度も持続時間も軽く、止瀉薬を駆使してなんとか仕事ができるレベルにまで改善させたが、がん治療が初めての私にとっては当初肉体的、精神的負担が強く、「薬と付き合う限り、この状態が一生続くのかもしれないのか……」と、治療開始当初は憂鬱になった。

フェイスブックを見て、わざわざお見舞いを申し出てくれた先輩、後輩2組には、心苦しかったがそれを断った。下痢の症状がひどく、とても通常の精神状態で対応できる自信がなかったからだ。

11月1日には無事、退院することができたものの、妻と2人でランチを楽しんだのもつかの間、すぐに下痢の症状が襲ってきて、トイレから小1時間出てこれず、再び落ち込むことになってしまう。

11月2日は、以前から決まっていた緩和医療学会の仕事で、毎日放送主催の「ちゃやまちキャンサーフォーラム」に出演。「誤解だらけの緩和ケア〜正しい知識があなたを救う」というテーマで講演することになった。

私はこのとき、初めて公衆の面前でがんになったことを告白し、患者にとっては何より、周囲の「気持ち」が力になるという自らの体験を語った。

幼い子どもたちにもすべてを説明した理由

がんの宣告を受けたとき、私には9歳の長女と5歳の長男がいた。私は、まだ幼い子どもたちにも、妻に対するのと同じように、私の病気について詳しく説明した。

「お父さんな、芦屋のおばあちゃんと同じ肺がんという病気になってしまってん。脳に転移していて、早くに死んでしまうかもしれない」

9歳の長女は、3歳のときに曾祖母（妻の祖母）が肺がんで亡くなるというお別れを体験しているので、私の話を一応は理解できたようだった。

5歳の長男は、父親が「がん」という病気になったことは理解できたようだが、遠隔転移したがんが治らないもので、命にかかわる事態であることは、うまく理解できなかったようだ。

それでも、私は躊躇することなく子どもたちに本当のことをすぐに伝えた。それはこれまで、患者さんたちと接するなかで、小さなお子さんを持つ患者さんに「子どもたちが知りたがる限り、事実は隠さないほうがよい」ということを一貫して伝えてきたからである。

「衝撃をうけたり、一時的に落ち込んだりするとは思いますが、みな立ち直ることができます。それよりも、自分たちが頼りにしてきた母親や父親が臥せっていたり、悲しんで涙を流していたりする意味を教えてもらえないことのほうが、子どもたちの立ち直りや成長に悪影響を与えてしまうかもしれません」

もっとも、ある程度自我が形成されている長女にとって、40代のお父さんによる「死ぬかもしれない」という告白は、切実なものだったと思う。

■「もう1度温泉に行きたいね」

私の置かれた状況を説明してから間もないある日、仕事から帰ると長女が走ってきて、抱きついてきた。

「今日、ママが聞いたことのないような声で泣きながら、おばあちゃんと電話で話してたよ」

おばあちゃんというのは、妻の母のことである。妻はMRIの結果を伝えた直後に泣き崩れて以降、つとめて取り乱さないようにしているようだったが、やはり私に悟られないように動揺を必死で隠しているのだとわかり、とても申し訳ない気持ちになった。

娘の心境にも変遷があったようで、診断後1〜2週間は、夜、私が寝ている横に来て「お父さんに死んでほしくない。長生きしてほしい」と抱きついてきた。

1ヵ月ほど経過したある日のこと、一緒に風呂に入っていると、こんなことをポツリと言う。

「お父さんが死ぬまでの間に、もう1度みんなで温泉に行きたいね」

私は苦笑して返した。

「もう1度ってなんやねん。もうちょっと行けるわ！」

私のなかで、少しだけ気持ちが軽くなった。長女はわずか1ヵ月で父親の死が近いかもしれないことを咀嚼し、「皆で思い出を作ろう。楽しいことをしよう」という思いにまで到達している。その切り替えの早さにある種の頼もしさを感じるとともに、私はひとつの確信を持った。

いままで、私が他のがん患者さんに説明してきたことは、間違っていなかった。子どもはたくましいし、言葉が理解できれば、ショックを受けても、親が思っている以上に早く立ち直る。だからこそ、蚊帳の外におくべきではなく、真実をしっかりと説明し、知らせるべきなのである。

小さい子どもを持つ親が、がんに罹患したとき、どのようにそれを伝えるべきなのかを年代別などに分け、絵本などのツールとともに紹介している「ホープツリー」というサイトがある。

私はいつも小さい子どもや難しい年齢の子どもを持つがん患者さんから、どのように子どもに伝えるべきかを聞かれたとき、「ホープツリー」を紹介して、言葉が分かる年齢であれば、絵本などを利用して伝えた方が良いと説明している。大人が気づきにくい誤解として、子どもは「人にうつしてしまう怖い病気だから抱きしめてもらえない」「自分が悪いことをしたから大切な人が怖い病気になってしまった」などと考えてしまうようなので、特に早期からしっかりと病名を伝え、そのような誤解があればしっかりと正しく理解してもらうことが重要だ。

家族の今後を考えシミュレーション

子どもたちの人格を尊重し、すべての説明をしたうえで、私は妻と「近い将来の死」を前提とした話をした。

私があと何年、生きることができるか。それは誰にも分らない。ただ、あと1、2年以内にも「そのとき」がやってくる可能性は否定できない。

そうなった場合、関本家はどうなるのか。大黒柱を失った妻や子どもたちが、路頭に迷うことなく過ごすためにはどうしたらいいのか。それは、私にとってある意味では自分の体調よりも切実な問題だった。

いろいろとシミュレーションした結果、もし私がいなくなっても何とか子どもが独立するまでの生活費は確保されるという結論に達した。ただし、今後の高額な治療費を捻出するためにも、私はできるだけ仕事を続けていくことを決心した。

このシミュレーションにおいて、大きな予算取りを占めたのが子どもの教育費だ。

私は母の仕事を継いだ2代目の医師であるが、まだ5歳の息子と、将来の進路について話したことはさすがになかった。

だが、心のどこかで「できれば息子が医師となり、クリニックを継いでくれたらありがたい」という気持ちを持っていたのだろう。将来、息子が私と同じ大学（関西医科大学）に進学した場合の教育費を「計算」に入れた。

もし本人がそれを希望した場合、「経済的に無理だ」とは親として言いたくなかった。私自身、自分の両親に面倒をみてもらえたおかげで医師になれたのだから、自分もその責任は果たさなければならない。それは、私にとってのささやかな意地だったのかもしれない。

がんに罹患すると、人は痛みなどによる「身体的苦痛」だけではなく、「全人的苦痛」に苛まれるという。

「全人的苦痛」とは大きく4つのカテゴリーに分かれている。

前述の「身体的苦痛」のほかに、抑うつなどの「精神的苦痛」、金銭的問題や家族関係の問題などの「社会的苦痛」、最後に「なぜ自分が」「こんな状況で生きている意味があるのか」など、生きる意味や価値を見失うことによる苦痛と言われる「スピリチュアルペイン」だ。

それぞれは密接に影響しており、明確に分けられない要素などもあるが、私の場合、治療費から私の死後の生活費まで、ある程度イメージできたことによって、体も気持ちも驚くほど楽になり、治療に対する意欲が湧いてきた。人生のいろいろな場面で苦悩する患者さんを前にして、身体症状の緩和のみに目が行きがちだが、その奥に眠る精神的な問題、社会的な問題、スピリチュアルな問題を意識することの重要性を身に染みて感じた。

キューブラー・ロスの「死の受容」プロセス

多くの患者さんは、体や心の傷を癒し、痛みを取り除いてくれる医師を信頼し、感謝の気持ちを持ってくれている。しかし、どんな困難にも立ち向かうように見える医師も、1人の人間である。自らが患者になれば、その心は揺れ動き、受け入れがたい現実を、なかなか受容できないこともある。

アメリカの精神科医であるキューブラー・ロスは、著書『死ぬ瞬間』（1969年）のなかで、死にゆく患者との対話のなかで、死の受容に5段階のプロセスがあると分

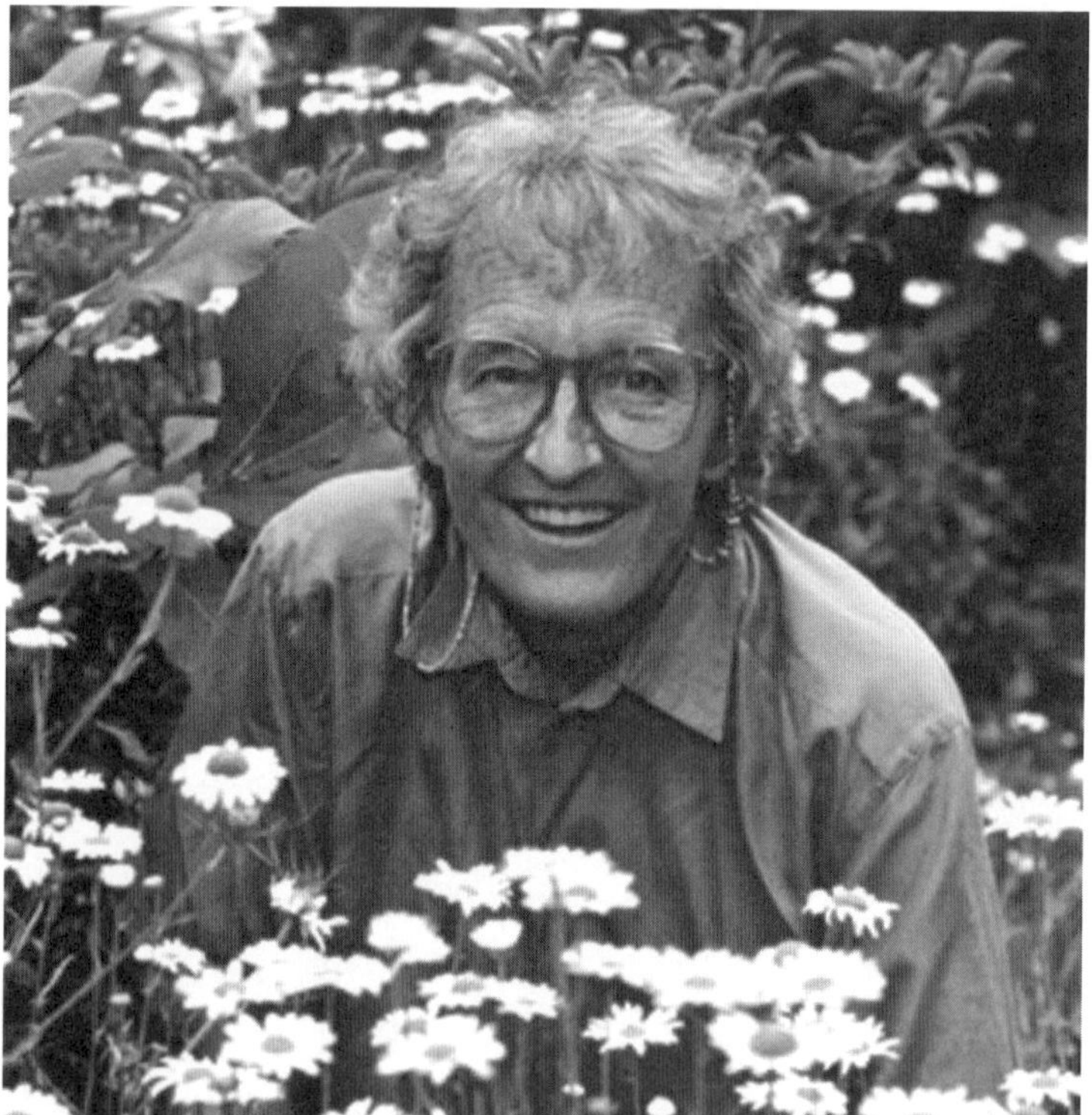

『死ぬ瞬間』の著者、キューブラー・ロス女史

析した。それは次のようなものである。

①第1段階「否認」(現実の否定)
②第2段階「怒り」(「なぜ自分が」という感情)
③第3段階「取引」(死を回避する条件を考える、神にすがる)
④第4段階「抑うつ」(運命に対し絶望する)
⑤第5段階「受容」(希望との別れ)

このとおり、死を突き付けられた人間は、さまざまなプロセスを経て最期は死を受け入れることになる——それが、ロスの分析であった。

ただし、40代で実際にステージ4の肺がんとなってみると、とても「教科書通り」のプロセス進行があり得ないことが分かった。

私が緩和ケア医として、これまで看取ってきた多くの患者さんにしても、その気持ちや感情は日々揺れ動くものだし、それは死の直前まで継続することも珍しくない。

もっとも、それは最期まで死の恐怖におびえ続けるという意味ではなく、1人の人間が複数の感情を同時に抱く、重層的な心境が続いていくという意味である。

私自身、5段階のどこにあるのかと質問されても、自分がどういう段階にあるのかは明確に答えられない。部分的には運命を受容しながらも、別の部分ではそれに抵抗する——その心理を、うまくひと言で説明することはできない。

ステージ4の治らないがんにかかってしまった私にとって、人生最期のテーマは「この先、自分はどう生きるべきなのか」という、単純だが切実な問題である。

ここから先、私の生き方、考え方を詳しく述べていきたい。

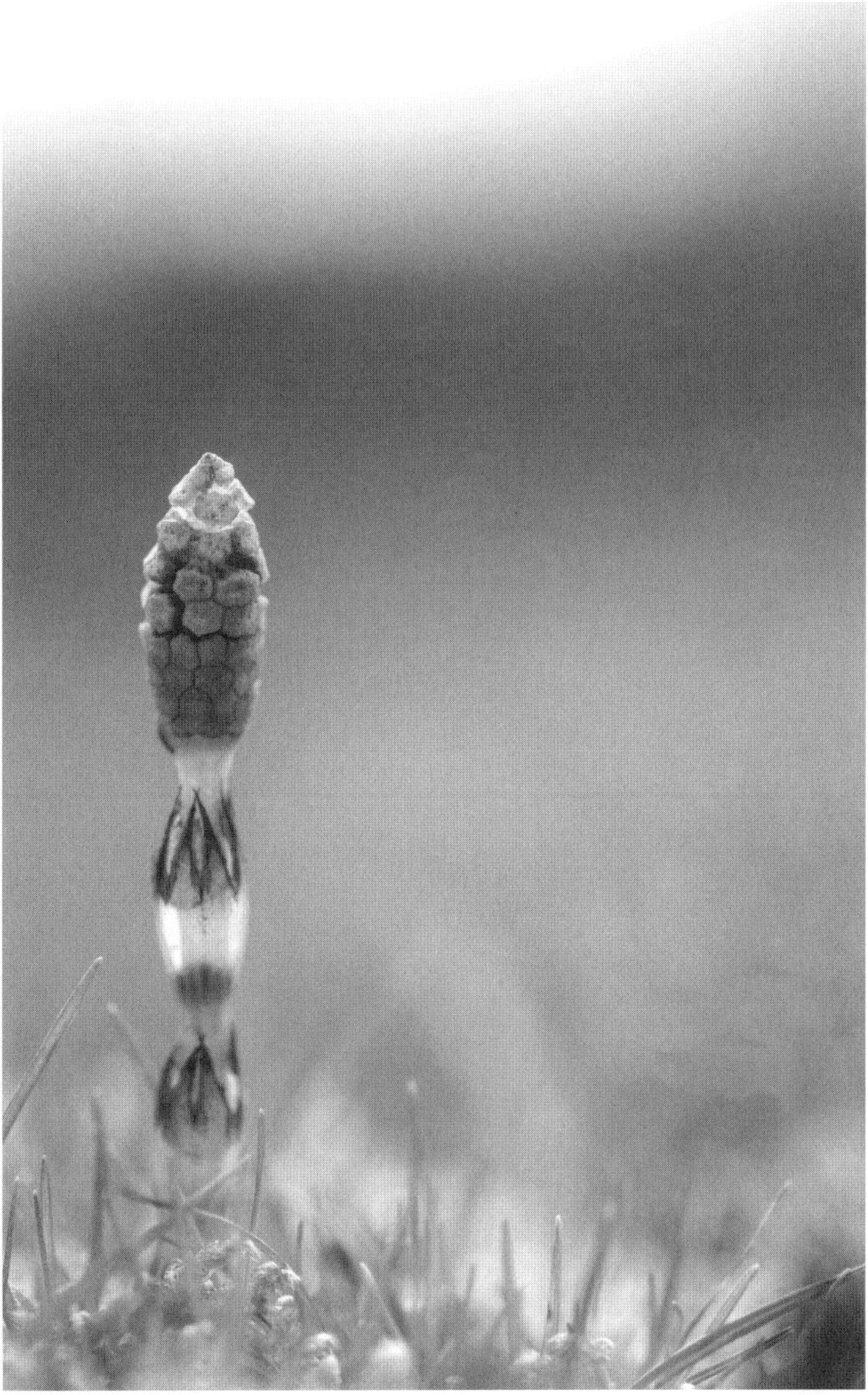

「看取り」の言葉1

「最善に期待し、最悪に備える」

医療の現場でしばしば説かれる、患者の有用な心構え。英文では「Hope for the best, and prepare for the worst」と表現される。もともとの由来は19世紀にイギリスの首相をつとめたベンジャミン・ディズレーリの「私は最悪の事態に備え、最良の事態を期待する」という言葉と言われている。

2章 医師の道へ

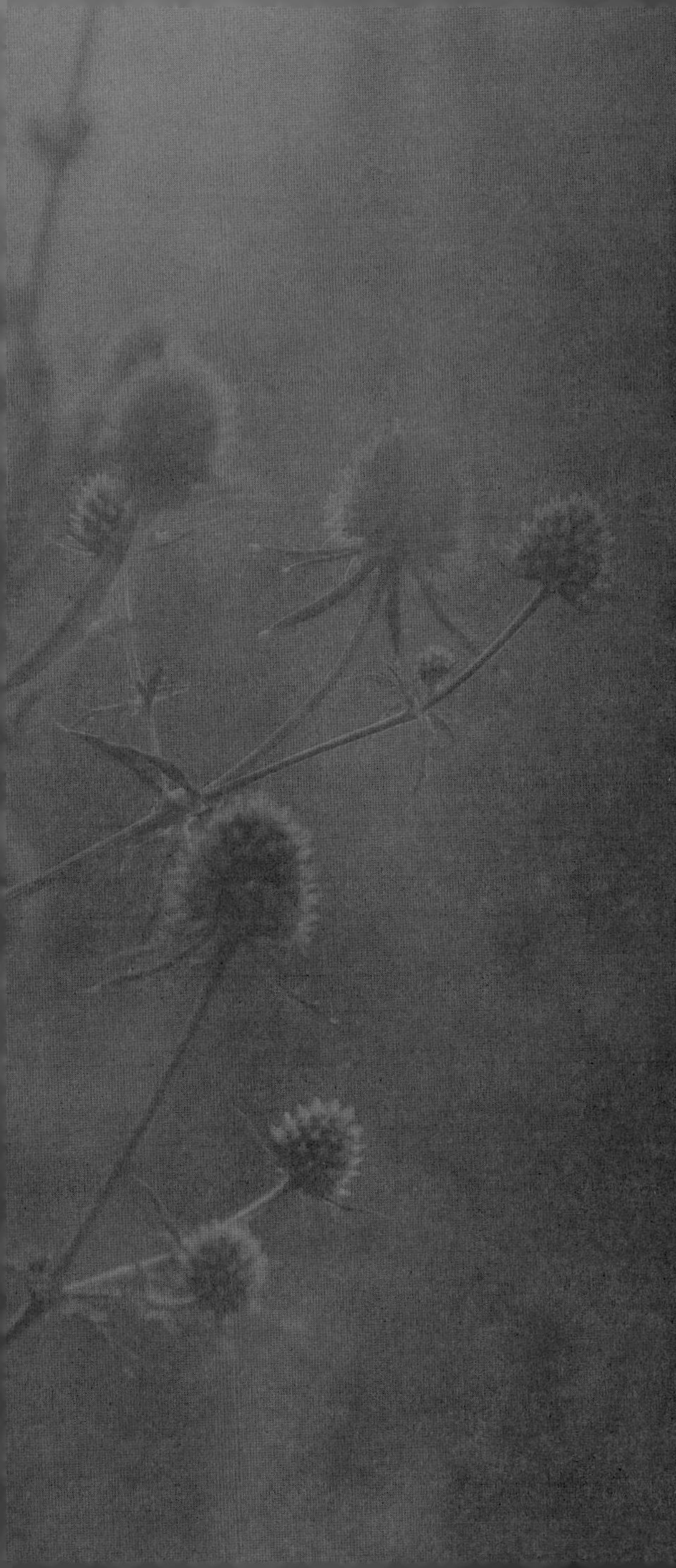

小学校の卒業文集に書かれた「将来の自分」

私が医師の道を志したのは、いつのことだっただろうか。

最近、家のなかを整理していたところ、自分が小学6年生のときに書いた卒業文集が出てきた。そこにはこんな「決意」が書かれていた。

〈将来は、人の役に立つお医者さんになりたいです〉

医師である母の後を継ぐという意識が、すでに小学生のころ芽生えていたことは覚えている。ここからは、私が医師という職業を選択した理由と、緩和ケア医となった経緯、簡単な生い立ちについて記しておきたい。

1976年、私は神戸市の東灘区に生まれた。父は歯科医、母は麻酔科の医師という医系一家で、2つ上に姉が1人いる。姉はその後、父と同じ歯科医の道に進み、私は医師となった。

すでに紹介した私の母、関本雅子は1949年生まれ、いわゆる「団塊の世代」である。

神戸女学院高校から神戸大学医学部に進学し、その後麻酔科医を経て、日本ではまだ馴染みの薄かったホスピスケアを学び、現在の「関本クリニック」を2001年に設立した。

母は小児喘息がひどく、幼稚園にあまり通うことができなかったと語っていた。そうした体験が、医師の道を志す動機のひとつになったのかもしれない。

かなりの勉強をして女性医師となった母は、大学卒業後まもなく父と結婚した。幼いときから、患者さんと接する両親の姿を見て育った私の心のなかには、自然と「医師になるんだ」という意識が醸成されていった。

子どものころは、他の家庭と同じくよく兄弟げんかをした。しかし、2つ上の姉にいつも腕力で負けてしまう。

「心も身体も鍛えた方が良い。空手を習いに行ってこい」

母と同じく小児喘息を患っていた私の心身の弱さを心配した父の意向を受けて、近所にあった糸東流の空手道場に送り込まれたが、姉も同時に入門してしまったため、最後までけんかの「実力差」は埋まらなかった。

幼稚園から小学2年生まではピアノも習わされたが、楽譜をなかなか読むことができず、こちらは「バイエル」で挫折。それでも、このときの音楽体験は中学・高校時代のブラスバンド活動につながることになる。

中学受験に挑戦

私が初めて「自分の将来」をなんとなく意識したのは、小学校4年生のときであった。少年だった私は地元ではよく知られた個人経営の学習塾に入会し、中学受験を目指すことになった。

教育熱心な親が多い神戸では、当時から私立の中高一貫校を目指す子どもが比較的多かったように思う。

私が通っていたのは地元の公立小学校だが、毎年2桁の生徒が中学受験を目指していた。

神戸の中学受験といえば、昔もいまも圧倒的頂点に君臨するのが「灘中学・高校」

である。

関西の学校であるにもかかわらず、毎年多数の東京大学合格者を輩出し、難関大学の医学部進学率が突出して高いことで知られる、日本一の進学校だ。

はっきりと聞いたことはないが、私の母がある時期まで「息子をできれば灘に入れたい」と思っていたことは間違いないと思う。もちろん、その先には「できれば医学部」という明確なイメージがあったはずである。

もっとも、母からは「何が何でも医学部に行け」と押し付けられたことは1度もない。言われたのは「もし医師を目指すのであれば、この世界の先輩としてサポートできる」ということだけだ。

つまり公務員でもビジネスでも、どんな道に進むのも自由ではあるけれども、親としては医者の世界以外のことはまったく分からないので、その場合はすべて自分でやりなさい、という意味だ。おそらく本音としては医師になって欲しいが、それを押し付けるのも教育上どうかという気持ちがあったのだろう。

詳しい経緯は忘れてしまったが、まだ小学生のころ、ある知能テストを受けたことがあった。年齢に関係なく同じテストを受けられ、ＩＱが弾き出されるというものだったが、残念ながら、私の知能指数は母を満足させるほど突出した高さではなかったらしい。

テストの結果を手にして、母はあからさまにガックリした表情でこう言った。

「えっ？　私のほうが頭ええやん！」

そのとき、私は子どもながらに母の過剰な期待をヒシヒシと感じ取った。しかし、灘中学に合格するのは、日本でもトップ中のトップを行く子どもたちである。私が通っていた学習塾は「絶対に受かる学校を受けさせる」という方針を徹底して貫いていたため、私は神戸の「御三家」（当時）と言われた「灘・甲陽・六甲」のうち、六甲中学（現・六甲学院中学）合格を目標に置いた。

御三家といっても、灘とそれ以外ではかなりの差があると言わざるを得ないが、それでも誰でも簡単に入れるわけではない。

小学4年生のときは週1回、5年生になると週2回、6年生のときは週3回と学習塾に通い、何とか成績上位をキープした私は1989年の冬、六甲中学の試験に合格した。

ちょうど、昭和天皇が崩御し、「平成」の時代が始まった直後のことだった。

「人間の最期」を考えさせられた祖父の死

私が六甲中学に入学する少し前、小学校5年生のとき、私自身の人生観に少なからぬ影響を与えるひとつの体験があった。それは、神戸市の交通局につとめた祖父の死である。

1987年、母方の祖父が自宅で倒れ、当時母が勤務していた病院に運び込まれた。祖父はそこで1～2週間持ちこたえたものの、意識を回復することなく息を引き取ったのである。

この祖父の死は、子どもだった私にとっても、医師だった母にとっても忘れられないできごととなった。それは、その「最期」があまりに壮絶だったからである。

祖父はまず胃がんを発症し、手術で根治したが、その後膵がんを発症し自宅療養中に「トルソー症候群」による脳塞栓を起こし倒れた。発見したのは祖父の妻である私の祖母である。

この少し前に母方の曾祖母が他界していたこともあり、祖母は精神的に不安定になった。自分の母、そして夫が立て続けに他界するのは耐えられない——そのとき祖母は、医師である自分の娘（私の母）にこう懇願した。

「雅子、お願いだからパパを死なせんといて。1日でも長く生かして」

そのとき母は、すでに回復する見込みがないということを認識しながらも、その希望を尊重し、意識がない祖父に人工呼吸器を装着した。病院側も「関本先生のお父さんだから」ということもあって、懸命に延命措置をバックアップしたのである。もっとも、昭和の時代の日本の医療は、がんの末期でも高齢者の誤嚥性肺炎でも「医療者側の使命」として当然のように延命処置が行われており、病院側としても特段やりすぎとは思っていなかったようだ。

祖母の希望で人工呼吸器が装着されたが、そもそも祖父は病院嫌いの性格で、体中にチューブをつけられ、点滴や経腸栄養などで「生かされる」ことを望んでいないことは明らかだった。しかし、それでも母はセレモニーのような延命治療を続けなければならなかったのである。

いよいよ最期のときが近づいたと分かったとき、小学生だった私に母がこう言った。

「剛、お別れだから、おじいちゃんに触ってあげなさい」

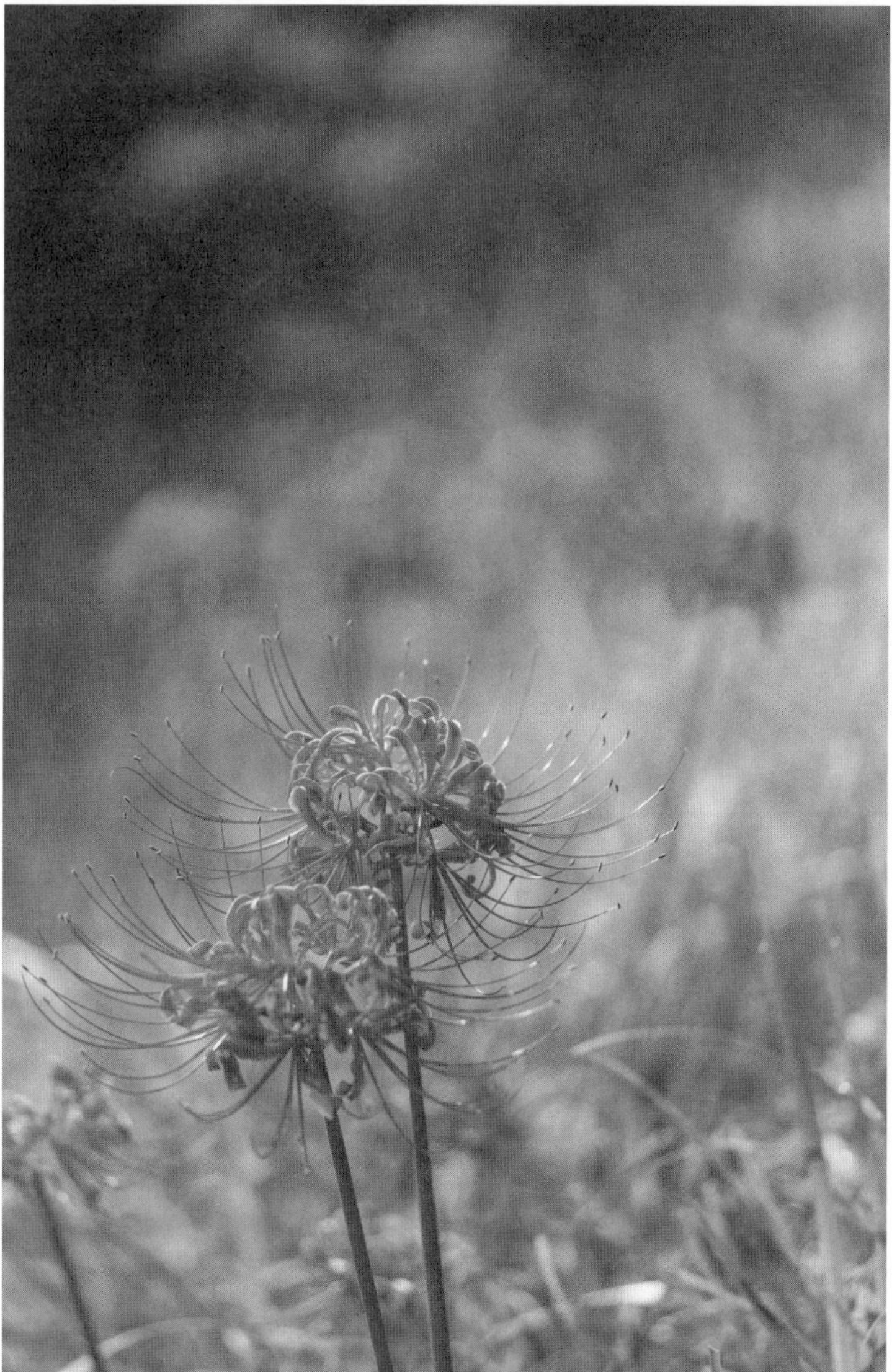

「人間の死」のあり方に決まった答えはない

しかしそのとき、私は恐怖心で体に触れることができなかった。点滴を続けた祖父の体や手足はむくみで不自然に腫れがあり、人工呼吸器によって維持されている「シュー・コー」という呼吸音だけが響く病室のなかで、祖父の体が「怖い物体」にしか見えなかったのである。

「こんなの、おじいちゃんじゃない……」

それが当時の私の率直な思いだった。母も、後にこのときのことを振り返って「万が一の場合はどうしたらいいか、父にあらかじめ聞いておけばよかった」と語っており、故人の意に反した最期となってしまったことを、ひとつの教訓としている。

医療の目的は、生存期間を1秒でも長くすることではない――このとき考えさせられたことは、後に緩和ケア医を志すことになる私の「原点」になった。

ホスピスの現場を見て受けた感銘

六甲中学は、イエズス会が日本で最初に設立した中高一貫校で、1学年は180人程度の男子校である。ミッション系とはいえ生徒は丸刈り（当時）で、熱血指導を辞さない教員が多数在籍する、古風な学校だった。

私はここでブラスバンドに入部、トロンボーンを担当した。華やかな舞台に憧れていた私は6年間、みっちりと部活動に没頭した。映画の魅力に引き込まれたのもこの時期で、休日には友人たちとともに映画館に通い、多くの洋画を鑑賞した。

チャーリー・シーンの『ウォール街』を観たときには「ビジネスマンって格好いいなあ」と憧れたが、自分自身の進路について、医学部進学以外の道を考えたことはなかった。

神戸大学医学部を卒業した母は、神戸労災病院や大阪の高槻病院で麻酔科医として働いた後、1994年、日本では16番目となるホスピス「六甲病院緩和ケア病棟」の医長となった。

先に述べた祖父の死（母にとっては父の死）の後、人間の理想的な死のあり方について関心を深めた母は、90年代以降に欧米から導入されたホスピスの概念を知り、イギリスのセント・クリストファーズ・ホスピスで研修を受けるなど、ホスピス先進国の事情を勉強したうえで、日本における緩和ケア病棟の普及に尽力することになった。

現在の関本クリニックは「在宅緩和ケア」、つまり患者さんが自宅で安心して過ごすために、痛みや息苦しさなど、身体的苦痛の緩和や精神的な苦しみ、社会的な苦しみなどを緩和するサポートを行っている。それに対し「ホスピス・緩和ケア病棟」とは、入院形式で緩和ケアを行う施設のことで、日本においては「ホスピス」も「緩和ケア病棟」も医療保険制度的には一緒の意味でつかわれている。

母はまず、六甲病院でホスピス医として勤務した後、自宅で最期の時間を過ごすことを望む患者さんたちの希望に応えるため、独立して在宅ホスピスの「関本クリニック」を開設した。

１９９４年10月、六甲病院の緩和ケア病棟がプレオープンしたとき、高校生だった私もその緩和ケア病棟を見学する機会があった。また、大学1年生のときには夏休みを利用して数日間、見学している。

そこでは、あと1〜2ヵ月の命という患者さんたちが、お茶を飲みながら和やかに談笑する姿があり、私はある種の衝撃を受けた。意識のない状態で人工呼吸器を装着され、「生かされていた」祖父の姿とはまったく異なる、人間的で質の高い生活がそこに実現していたからである。

そのとき「救命救急や外科など、自分の能力を駆使して命をつなげる仕事も立派だが、人生の花道(最期)を飾ることをお手伝いする緩和ケアという分野も、同じ命を扱う仕事としてとても大切なことであり、自分に合っているのではないか」と感じ、緩和ケアの道に進みたいと思ったことをはっきりと覚えている。

家族全員が無事だった「阪神大震災」

神戸で生まれ育った私にとって「あの日」のことは一生忘れられない。1995年1月17日の阪神大震災である。

この年、1月14日と15日に大学入試センター試験が実施された。国立大学を目指す友人たちはみなこの試験を受けたが、その直後、神戸は歴史的な災害に襲われるのである。

東灘区の自宅で寝ていたとき、これまで聞いたことのない音で跳ね起きた。凄まじい揺れと、家中のパイプがきしむ異音で、テロが起きたのではないかと思った。幸い自宅は倒壊を免れたが、東灘区は神戸市のなかでも最多となる1471名が犠牲となった。その多くが家屋の倒壊による圧死などである。

当時、大阪歯科大に通っていた姉は、歩いて10分ほど離れていた祖母の家に下宿していたが、この2階建ての一軒家は完全に倒壊していた。2階で寝ていた姉は、幸運にも大きなケガをせず自力で這い出し、1階にいた祖母は、奇跡的に梁と家具の間の隙間に入り込み、6時間後に救出された。どちらも、一歩間違えば命を落としていても不思議ではなかった。

受験も終わり、自由に動くことができた私は、近くの六甲教会に詰めボランティアを志願し、神父の指揮のもと、地元の一般大学生たちとともに安否確認や屋根が落ちた家にブルーシートを張る作業を手伝った。

母が働いていた、オープンしたばかりの六甲病院緩和ケア病棟も震災で大きな被害を受け、またケガをした方々の受け入れに対応したため、しばらくは本来の緩和ケア

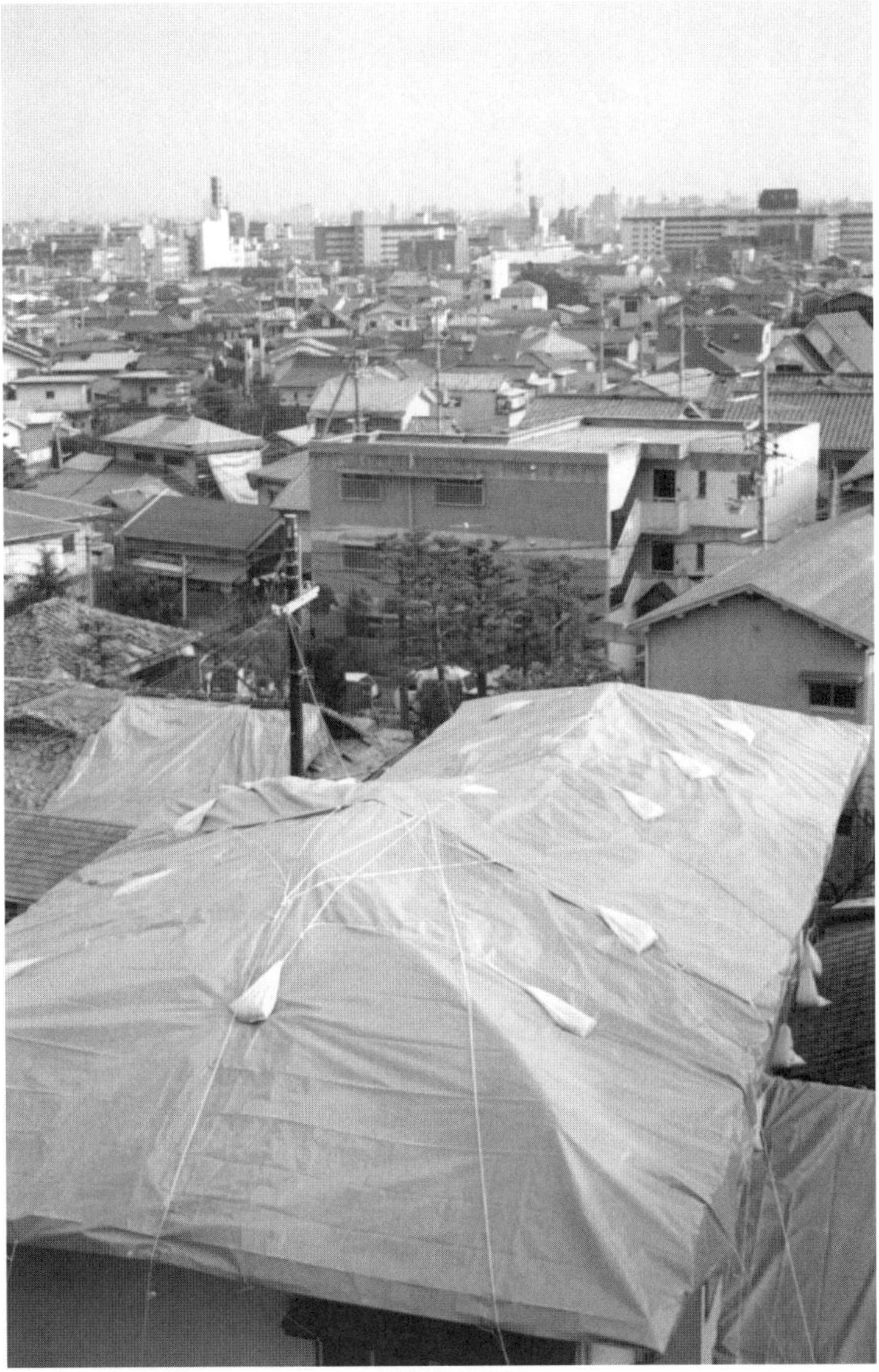

6400人以上の犠牲者を出した1995年の「阪神大震災」

病棟として機能させることはできなかった。しかしあの震災で、神戸の医療従事者が、自らの使命や地域の方々との連帯感を再確認できたことも事実である。

これから医学を学ぶ立場にあった私も、命を落とすことがなかった幸運について深く感謝し、震災の日のことについては、後々まで仲間と語り合うことになった。当たり前のように過ぎていく日常が、どれだけ貴重なものであるかを、私はあのとき初めて知った。

母に相談された在宅ホスピスの計画

すでに述べたように、私の母は1994年から六甲病院の緩和ケア病棟で緩和ケア医をつとめた。

そこで直面したのは「できれば自宅で最期を迎えたい」と希望する患者さんや、その家族の存在であった。

当時はまだ、痛みをコントロールするために必要となるモルヒネ系の薬剤は地元のかかりつけ医などからは簡単に出してもらえず、自宅での看取りには高いハードルがあった。

確かに、緩和ケア病棟で最期を迎えることができてよかったと言ってくれる患者さんもいるが、一方で「自宅に帰りたい」「住みなれた家で最期を迎えたい」という患者さんも多い。そうした希望になんとか応えることはできないかと考えた母は、2001年に地域の在宅看取りをサポートする「関本クリニック」を立ち上げた。

そのとき、まだ学部生だった私は母にこう聞かれた。

「地域にクリニックを設立して、在宅の緩和ケアをやってみようと思うけど、そういうことに興味ある？」

それは、近い将来私が医師免許を取ったとき、自分の後を継いでくれる気持ちがあるかどうか、という意味だった。

私は「やる」と即答した。息子が後を継ぐと言えば、母も少しは安心して独立の道を選択できるだろうとの思いもあった。

では、看取りを目指す医師はどういった分野をカバーすべきなのか。これについて明確な正解はないが、現在においては、内科で修行するのが主流になっているのは事実である。

緩和ケア医が「治療」を知ることの重要性

日本における緩和ケア黎明期、1990年代の緩和ケア医は、外科、内科、麻酔科の出身が多く、母の場合は麻酔科医上がりであった。

しかし、その後母はホスピスで働いているうち、さまざまな病気の知識を駆使しながら患者と治療方針を決めていく内科医が緩和ケア医としてフィットしている場面を多く目の当たりにし、これから緩和ケア医を目指すには、まず内科で患者の全身管理をしっかりと経験したほうがいいという考えを持つに至った。

これは母に限った話ではなく、たとえば現在神戸大学医学部附属病院に設置されている緩和支持治療科においても、初期研修を終えてすぐに入局した若手医師に対しては、専門医を取得できる程度まで総合内科やプライマリケアの領域でひととおり修行した後に、専門的な緩和ケアの学びを深めていくカリキュラムとなっている。

治療のことを知らない医師が「これ以上の積極的な治療は必要ないばかりか、治療が原因で命を落としてしまう可能性も高くなってきます」などと言っても、患者さんの側からすれば説得力がない。

そもそも緩和ケア病棟に入院しているような患者さんにも、治療期と同様の全身管理や病態に対する深い考察が求められる。そうした考えから、内科やプライマリケア領域での修練が重視されるようになったというわけだ。

私が消化器内科を選んだのは、看取りの現場において切り離すことのできない、がんについて学びたかったからである。

現在、日本人の死因トップは肺がんとなっているが、胃がんや大腸がん、肝臓がんなど、消化器系のがんをすべて合わせると、死因としては最も多くなる。最新のがん治療について学べば、それが「看取り」に必ず役立つだろうとの考えであったが、結果としてそれは間違っていなかった。

結婚と新しい家族

2001年に関西医科大学を卒業し、国家試験に合格した私は、研修医として関西医科大学付属病院につとめ、2007年には関西医大の大学院を卒業し、博士号を取得した。

２００８年、関西医大の男山病院に勤務していた時期に、人生の大きな節目が訪れた。妻との結婚である。

交際をはじめた２００２年ごろ、私が改まって身の上話をしたことがあった。私は大学時代、洗礼を受けてカトリックのクリスチャンとなっている。あまり敬虔な信者ではないが、どこかで話しておかなければという思いもあった。無宗教だが仏教の影響が濃かった彼女にキリスト教の話などをして、思い切り引かれてしまうのではないかと心配したが、そのとき妻はごく自然に、私の信仰に興味を持ってくれた。

「それってどういうきっかけなの。話聞かせて」

私はそのとき「ああ、この人はすごく純粋で人の話をしっかりと聞いてくれる」と思った。私の話をいつも聞いてくれ、頭ごなしに否定しない。

何かとロマンに走り、「こうしなければ」と頭でっかちになる傾向にある私に対し、妻は基本的に「そんなに無理しなくてもいいんじゃないの？」というスタンス。どんな苦境でも、私を適度な調子で支えてくれる、そのバランス感覚は持って生まれた才能とも言えるものだった。

患者と向き合う医師にとって、家族の存在は大切である。仕事上の苦悩が自分の家庭で増幅するようなことがあれば、この仕事は辛すぎてやっていけない。私はその意味で、家族に恵まれた。

2010年に長女、2014年に長男を授かった。自分で言うのもはばかられるが、この時期までは人生における大きな挫折もなく、順風満帆と言っても差し支えなかったかもしれない。

2010年から2年間、関西医科大学附属病院においてしっかりと抗がん剤治療について学んだ後、2012年より3年間、かつて母が勤務した六甲病院緩和ケア病棟の専従医として、緩和ケアについて学んだ。母が院長をつとめていた「関本クリニック」で働き始めたのは2015年4月のことである。

当初は母が院長、私は副院長だったが、2018年に私が院長となり、母は理事長となった。肩書きが変わっただけで、何が変化したわけでもないのだが、いずれ母は仕事をセーブし、私が中心となってクリニックを運営する。そして将来、もし私の息子が医師の道を目指すようなことがあれば、このクリニックを引き継いでもらいたい

——そんな青写真を描いていた。

だが、人生は何が起きるか分からない。その後の「暗転」については前章に記したとおりである。

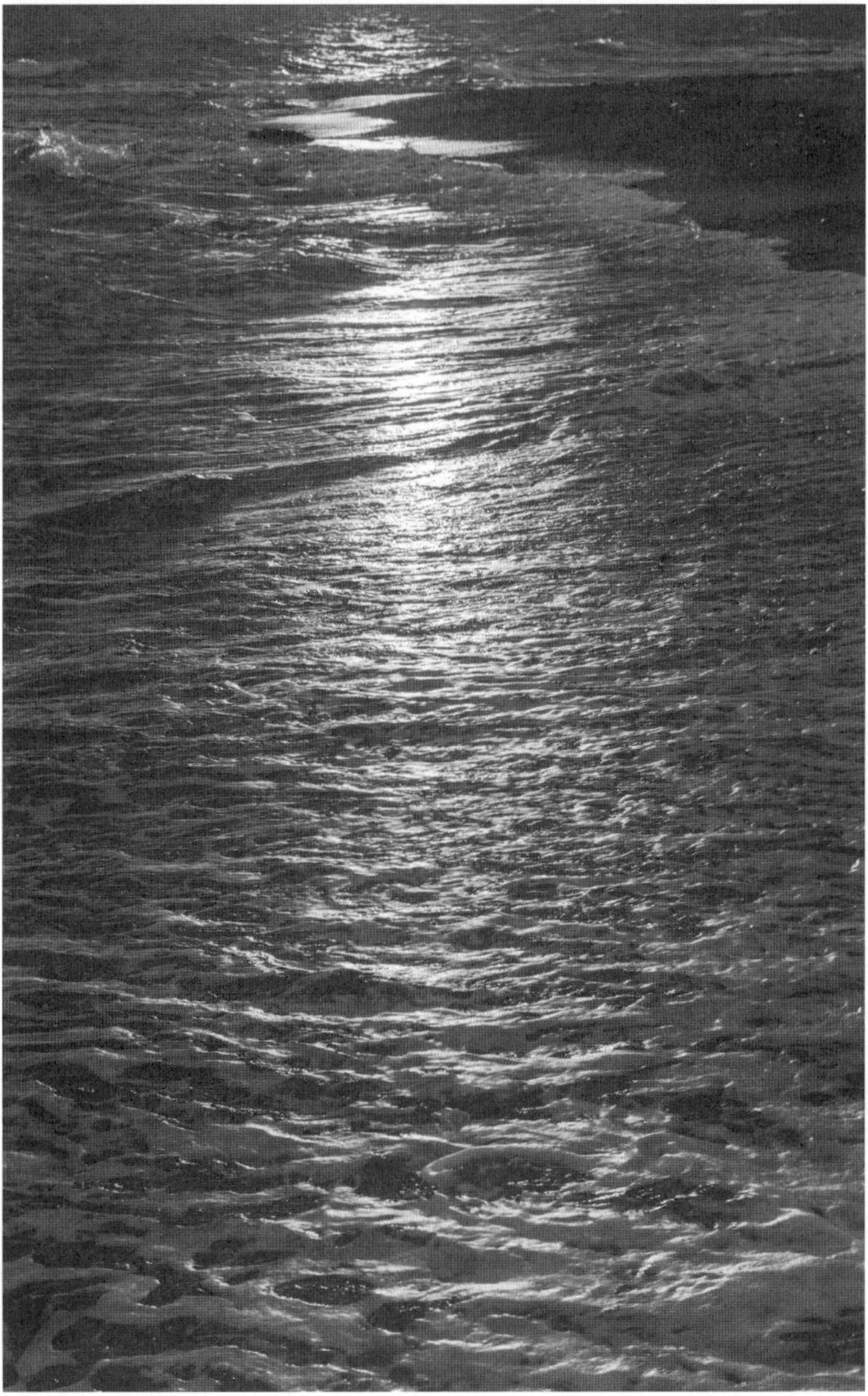

「看取り」の言葉2

「良き死は、逝く者からの最後の贈りものとなる」

（アルフォンス・デーケン）

上智大学名誉教授で死生学の権威として知られ、「死の準備教育」を提唱したアルフォンス・デーケン教授の言葉。死による別れは悲しく、つらいものであるが、残された者は、その別れによって新たな価値観を手に入れ、成長することができるという。

3章

死について思うこと

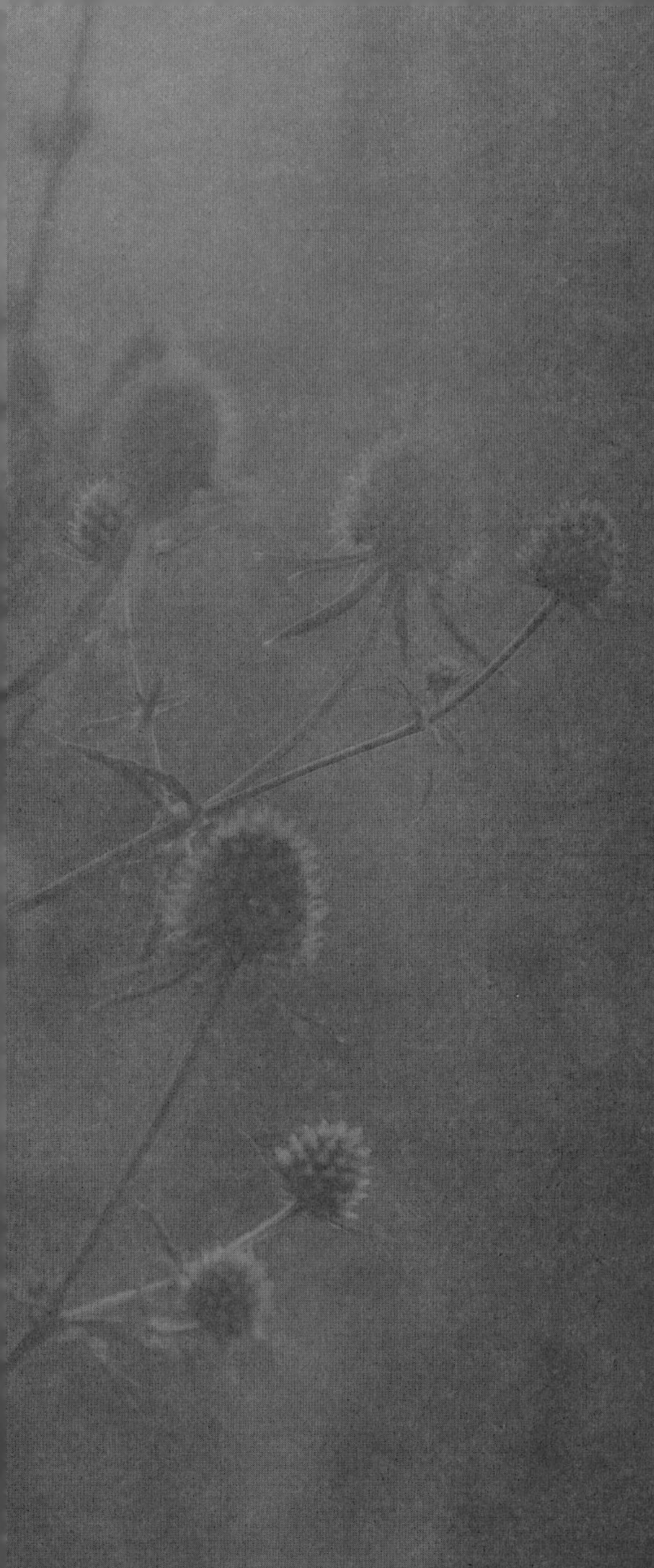

■「集大成を見せろ」という内なる声

自分がステージ4の肺がんであると判明した当初、私の心は日々揺れ動いた。すぐにその現実を受け止められたわけではない。

「なってしまったものは仕方がない」という気持ちもあれば、「まさか還暦どころか、50歳にも程遠い年齢で治らない状態で見つかるとは思わなかった」という思いも残る。自分では腹をくくった気持ちになったつもりでも、実際はそうでなかったことが後から分かったりもする。

しかし、多くの患者さんを看取ってきた緩和ケア医として、症状緩和に関しては地域におけるトップランナーの1人のつもりという自負が、私自身に「いまこそ自分自身で集大成を見せろ」と語りかけてくる。

これまでさんざん、患者さんたちに説明してきた。

「死の直前まで痛みに苦しめられるなんてことは稀ですよ」

そう言ってきた私が、人生の最終段階にさしかかることを畏怖し、それを何とか回避しようとするのはあまりにも滑稽な姿ではないか。見苦しいことをして「看取ってきた患者さんたちに笑われたくない」という思いもあった。

これは本心だが、死ぬこと自体に対する恐怖はない。意識は無となり、さまざまな苦悩から解放されるのだろうとなんとなく思っている。ひょっとして死後の世界などがあれば、そこには先に旅立ったいろんな人たちがいて、毎日宴会もできそうだ。

だからと言って早く死にたいとは全く思わない。両親や義理の両親、数々の恩師たちを看取るのが私の使命だと思っていたが、逆に看取ってもらうことになりそうで無念でならないし、なによりもっと妻や子どもたちと一緒に過ごしたかった。

子どもたちに手がかからなくなったら、妻と一緒に世界中、いろんなところに旅行したかった。娘の結婚式で大泣きし、嫌がられながら好きな歌の1曲でも歌うのが夢だったし、息子の結婚式で、新郎父として、自分の結婚式でスピーチしたことと全く同じ内容の話をすることが夢だった。

あんなこともこんなことも、言い出すときりがない。

「その日」を待つ死刑囚たちの心理

退院後も2ヵ月に1度、検査が待っている。不安を感じさせるのは、初回同様、脳のMRI検査だ。

私にとってリスクが高いのは、肺がんそのものよりも、脳の腫瘍であることが分かっている。脳幹にある腫瘍がまた大きくなってしまったら、首から下の腫瘍がいくら制御できていても、たちまち寝たきりになってしまうかもしれない。

寝たきりになるだけならまだよいが、認知機能の低下や性格変化が起こってしまったら、もはや自分ではどうすることもできず、周囲に看病とは別の強烈な負担を強いてしまう可能性が高く、そうなれば私が思う「美しい最期」とはかけはなれた状況が待っている。

このMRI検査で、腫瘍が小さくなっているのか、それとも大きくなっているのか。大きくなっているとすれば、どのくらい大きくなっているのか。それはまさに私の運命と直結する情報だった。

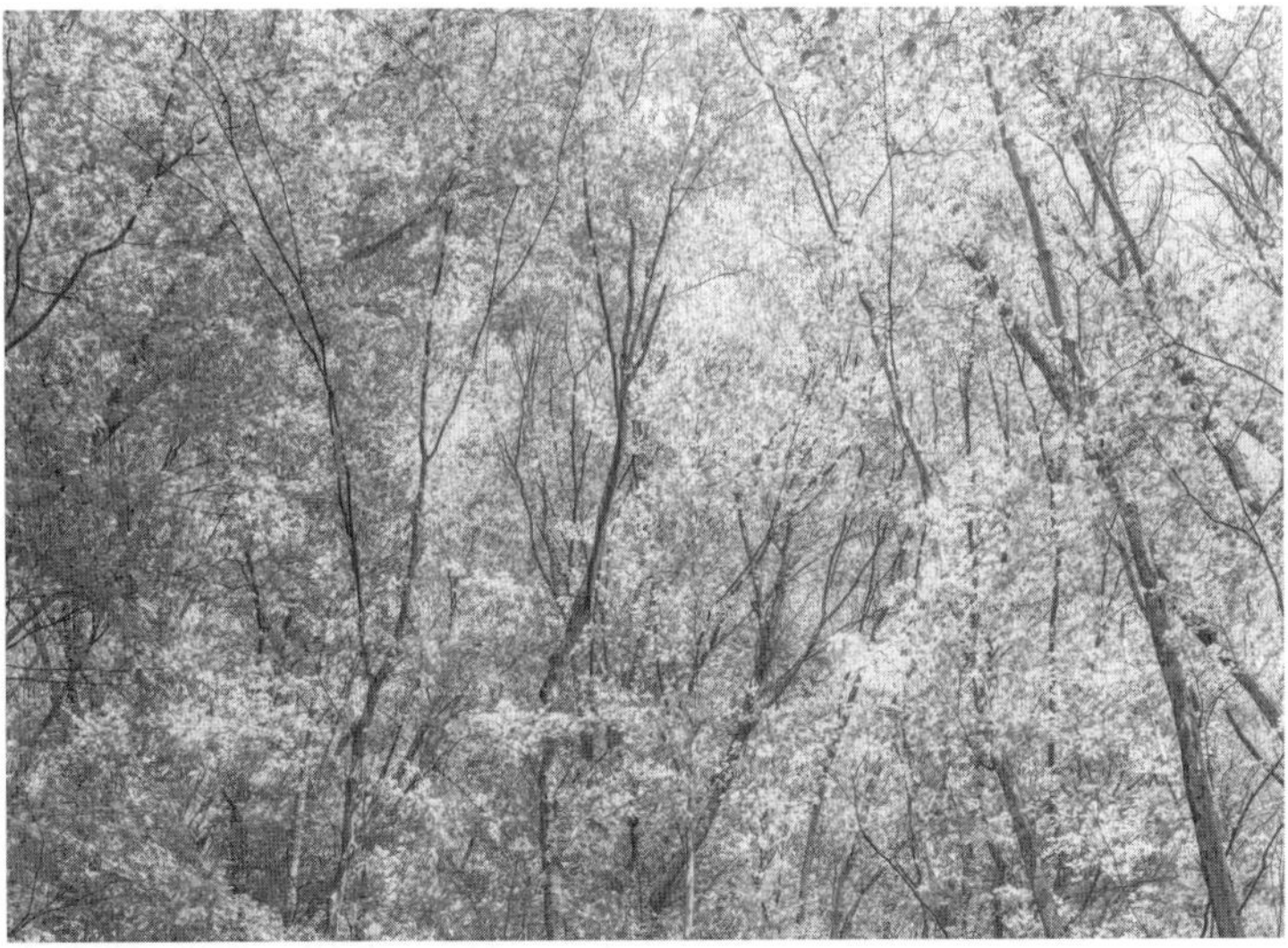
死に対する不安は誰もが抱いている

日本には、死刑判決が確定し、執行を待つ死刑囚がいる。彼らはある日の朝に突然、執行を告げられ、その1、2時間後には刑場の露と消える。

かつては事前に通告されていた時代もあったが、悲観した死刑囚が執行前に自殺するといった事例があったため、当日告知の方式になったという。

死刑囚は刑が確定してもすぐに執行されることはないが、2年、3年と時間が経過してくると、いつ「お迎え」が来るか分からない日々を過ごさなくてはならない。毎朝、決まった時間に異常な緊張が拘置所内を支配する。そのストレスは想像を絶するもので、なかには精神に変調をきたす者も少なくないと言われる。

立場は違うが、私もその死刑囚の心理が分かるような気がした。検査を受けても、その結果が伝えられるまでのわずか数日間を、とても平静な気持ちで過ごすことができなかったのである。

私は自分ががんになって、検査結果を待つ身になったとき、初めて患者さんの苦悩と絶望の一端を知った。日々の仕事や予定をこなすなかで、少しの希望と絶望の間を行き来する徒労感は筆舌に尽くしがたい。

苦悩の発生源となる「ギャップ」の存在

私の病気が、完全に治るということはない。それは厳然たる事実である。それをどのように受け止め、消化するのか。すべてのがん患者が直面するその問題と、私も格闘している。

イソップ寓話の「酸っぱい葡萄」のたとえのように、「生きている」ということの価値を極力低く見積もることで、「若くして死ぬことなど大したことではない」と自

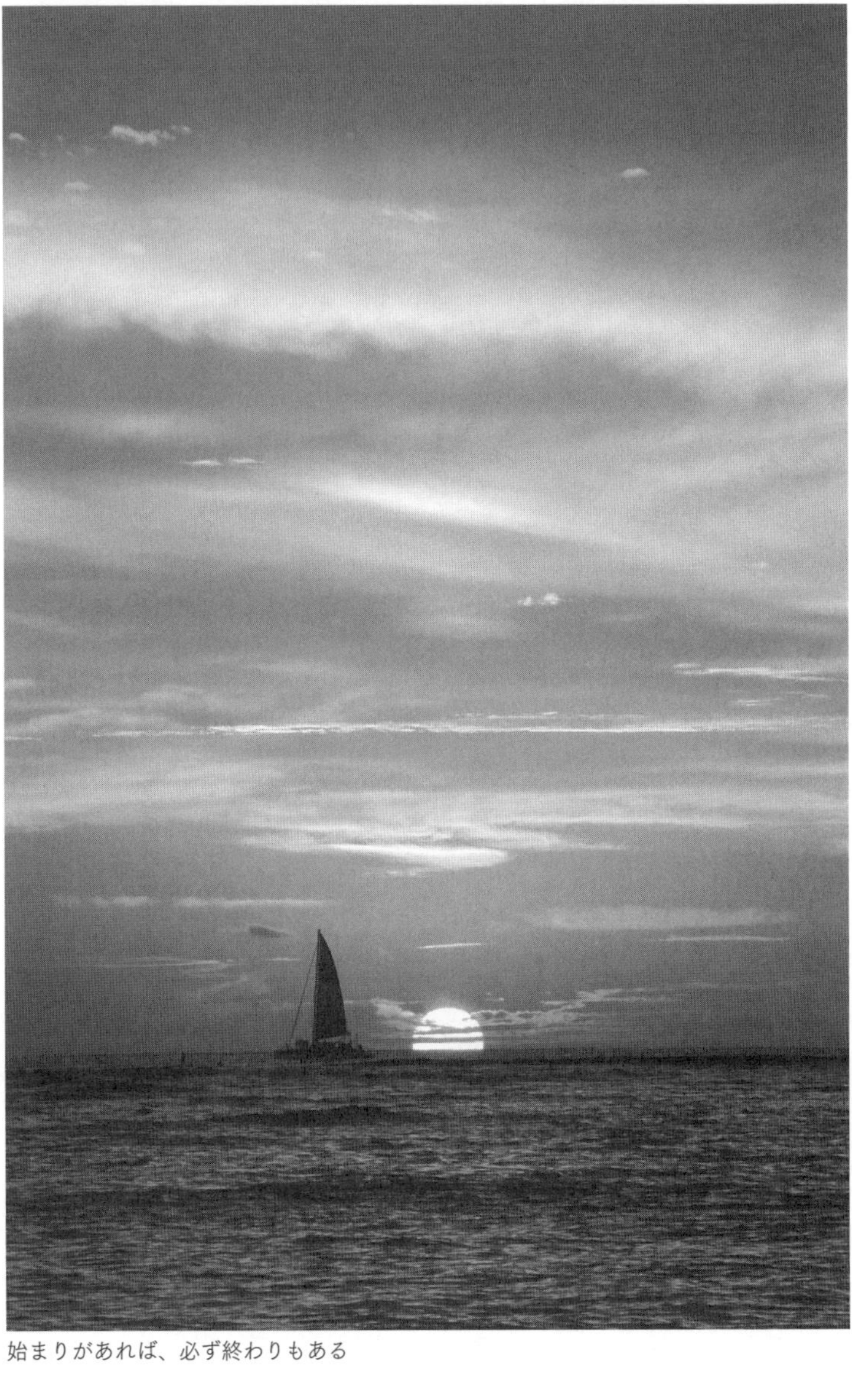

始まりがあれば、必ず終わりもある

分を納得させようとしたこともあった。

自分はがんという「ババ」を引かされたかもしれない。しかし、そのおかげで皆さんよりも一足お先に、この壮大なババ抜きの世界からおさらばできる——まるでしんどかった部活を引退できてうれしがる高校生のような心境に、自分の葛藤の逃げ道を求めたこともある。

ダラダラと治療費だけがかさんで徐々に悪くなっていくくらいなら、あっさり病気の悪化が進んで、なるべく早めにお迎えが来てくれた方が良いのではないかと考えたこともある。

「自分のことはもはやどうでもいい。これから妻子が生きていくために、少しでも多くのお金を残さなければいけない。自分が長生きすることは、その目的と反することだ」と。

がん患者の苦悩はどのようなところから生じるのか。それについては、緩和ケア医として私自身、考え続けてきたことである。

がんの患者さんがいて、いろいろ治療する。しかし、いつか必ず「そろそろ治療は限界かもしれないな」という時期が訪れる。

治療から緩和ケアのほうへ軸足を移すべき瞬間を感じ取った時、私たち緩和ケア医は治療医と協働し、できるだけ自然な流れで、気持ちに配慮しながら、患者さんにその旨をお伝えしていく。

ただし、ここでしばしば問題が発生する。

「何を言っているんだ。俺は必ずがんに勝つ。治療を続けて治すんだ」

抗がん剤治療を命綱のように思ってしまっている患者さんにとって、治療の終了や緩和ケアを主体に行っていくことは「座して死を待つ」ことのように映っている場合が多い。

それを受け入れられない人は、周囲のほとんどが「もう無理だ」と感じ取っているにもかかわらず、あくまで「ネバー・ギブアップ」の姿勢を取り続けることがしばしばある。

逆のケースもある。まだ手術でがんを切除でき、切除さえ成功すれば寿命を全うできる可能性が高い状況なのに「がんになってしまって、私はもうだめです。無理に長生きしなくてもいいですから、ホスピスに行かせてください」と決め込んでしまう人もいる。

実はここに「苦悩」の発生源がある。

つまり、患者さん本人が考える「命」のイメージと、客観的状況にギャップがあればあるほど、苦悩や不安が増幅するのである。

「俺はこんなにがんばっているのに、もうダメなのか」

「ついに私もがんになってしまった。こうなると、治療を受けても苦しいだけだし、治療を受けないとあっという間に死んでしまう。早くホスピスに行って楽にしてもらわないとと思っているのに、みんなに治療、治療と言われてしまう」

これががん患者さんたちの「辛さ」につながっているのだ。

自分の置かれた状況を知り、それを正確に受け止め、いくつかある選択肢のなかから、自分の生き方にあったものを選んでいく——こう書けば簡単そうに見えるが、悪い知らせを受けた直後の患者さんにこんなことをお伝えしても、少し落ち着くまで頭に入っていかない。亡くなるまで何も選べない患者さんもいる。

ただ、緩和ケア医である私は、いままで実践してきた通りのことを、自分自身に実行していかなければならないし、いままでも患者さんにとってそれが最良だと思ってやってきた。

「病態の正確な判断とある程度の予測、それに対応するための選択肢は信頼できる主治医が悪くなるたびに教えてくれる。自分の意識がなくなるまで妻と子どもたちと話し合い、選択肢のなかから自分に合ったものを選んで行こう。それを繰り返せばよいのだ。そして、楽に長生きしよう。死ぬまで生きる。それだけだ」

そう思えるようになってから、私の気持ちは少しずつ落ち着いていった。

「高額な治療費」をめぐる現実

がんになってから考えさせられたこと、直面したことのひとつが日々の時間の使い方である。

宣告を受けた直後は、「これからは家族との時間を最優先にし、仕事は基本的にセーブしなければならない」という考えに大きく傾いた。

「患者さんが、いちばん大切にしていることを知り、それを最大限、尊重する」

これは、私の母が以前から強調していた、緩和ケア医の心得である。

人にはそれぞれ、大切にしているものや価値観が必ずある。看取りに携わる者は、患者さんが何を大切にしているかを見極めて、最期まで尊重することが重要であるという考え方だ。

その考えでいけば、私にとって大切なものは、多くの患者さんと同様、まず家族の存在だった。妻や、成長を十分に見届けることができないかもしれない子どもたちとできるかぎり長く一緒にいたい、いるべきだとの考えは、私のなかで急速に強まった。

ただし、いま現在、私が家族第一、最優先の生活を送っているかと言えば、必ずしもそうとは言い切れない現実がある。

もちろん、がんになる前のように、夜遅くまで外で飲食したりすることはほとんどなく、家族と過ごす時間そのものは確実に長くなった。特に2020年3月以降は、新型コロナウイルス感染症の流行もあって在宅時間が長くなり、飽きるほど家族と一緒の時間を過ごしている。

しかし、医師としての仕事が減ったかといえば、それほど減っていない。いまも、緩和ケア医として以前と同じように仕事をこなしている。完全に家族のためだけに時間を使っているということはない。

それは、私自身の選択だった。

子どものそばにいたい自分の気持ちを押し殺しながら、「本当は仕事などしたくないのに、やらされている」のではなく、私にとって医師としての使命を果たすことは、家族と過ごす時間と同じくらい、重要な意味を持つことが分かったからである。

「あと1、2年で死ぬかもしれないのに、どうして仕事をするのか」

「あの世までお金を持っていくことはできないのだから、もっと自分のやりたいことだけをやったらどうか」

そうした考えを持つ方も、なかにはいるかもしれない。私はその考えを否定しているわけではなく、もし将来、肉体的に動けなくなり、寝たきりの状態になってしまったときには、好きな海外ドラマを1日中、眺めさせてもらう日々を夢想している。ただ、いまはまだ、その時期ではないと考えているのだ。

別の部分でも触れたように、働き続ける理由に経済的な事情は間違いなくある。がん治療にかかる費用はそれなりに高額で、たとえば私がサイバーナイフ治療を受けた際に支払った自己負担費用は、個室代と合わせ6日間の入院で約35万円。任意の保険に加入していたから助かったが、それがなければ大変な負担となるところだった。

効いている限り飲み続けなければならない分子標的治療薬にしても、1錠1万円ほどかかる。私は43歳なので、医療費は3割負担であり、抗がん治療だけで毎月10万円の出費になる。

その薬が脳転移に効かなくなり、2次治療として3週間に1度の頻度で点滴での抗がん剤治療を行うことになったのだが、外来で点滴の抗がん剤治療を行う日、21万円という請求金額を見て、精算機の前でひっくりかえりそうになった。がん治療にかかる費用は本当に高額だ。今後も、こうした治療費はどうしてもかかってくるため、少なくとも体が動く間は、仕事をまったく放棄するという選択肢は考えられなかった。

男性患者からの「激励メール」に感動

ただ、経済的な理由だけで仕事を続けているわけではない。

入院する前、私は自分が担当している70代のある男性の患者さんにこう告げた。この患者さんも肺がんをわずらっている。

「お伝えしなければいけないことがあります。実は私自身が肺がんになってしまったんです。2週間ほど入院しなければなりませんので、その間、代わりの先生に来てもらいます。退院できたら、また私がうかがいます。どうかよろしくお願いしますね」

私はそれまで、どうもこの患者さんとうまくコミュニケーションを取ることができなかった。理由ははっきりとしないのだが、何かと敵対的な姿勢をとられてしまい、良かれと思って提案したことも却下される。たいていの患者さんとはうまくやっているつもりの私のなかでも、若干「苦手意識」が芽生えていた。

かつて私の予定が詰まってしまい、どうしてもご自宅を訪問できないとき、定期的にクリニックにアルバイトに来てくれている応援医師に私の代わりに訪問してもらったことがあった。

そのときは、こう言われた。

「なんだ、バイトを寄こすなんて……」

このような調子のため、私が入院することを先に伝えておかないと、また気分を害するかもしれないと思い、私は自分ががんにかかったことも含めて男性にすべてを説明したのである。

その後、私が入院していたとき、私の代わりに男性のご自宅を訪問してもらった応援医師から、写真メールが送られてきた。

それを見て、私は驚いた。私の前ではいつも偏屈な男性が、会心の笑顔でピースサインを作っており、後方のホワイトボードには〈頑張れ！〉といった私へのメッセージらしきものが書かれているではないか。

「ええ？　こんな写真、撮らせてもらったことないで……」

私は、すぐに男性の心を開かせてしまった応援医師のことを尊敬したが、後から聞けば、男性は自主的に、がんにかかった私を何とか励まそうと写真を撮らせてくれたのだという。

あんなに気難しい人だと思っていた患者さんとの距離感がこんなにも大きく変わるものなのか。緩和ケア医の仕事を中断してはならない、まだ体が動くうちは続けたいと心底思った瞬間だった。

24時間体制で深夜の看取りにも対応

がんになる前、私はおおむね次のような1日を送っていた。

まず、朝は6時過ぎに起床。朝食後、長女を小学校に送り出すと、8時に自宅を出て、車で15分ほどの距離にある職場の関本クリニックに向かう。

8時半からカンファレンスがあり、9時からは外来で、新規の患者さんと1人1時間ほどの面談を行う。関本クリニックでは常時、60人ほどの患者さんをサポートしており、毎月10人程度、新規のがん患者さんの相談を受ける。

10時以降は再診の外来患者さんの話を聞き、午後からは患者さんたちのご自宅を訪問する。ひと口に神戸市といってもその範囲は広く、移動の時間も含めると1ヵ所を訪問するのに約1時間。1日5〜6軒のご自宅を訪問すると夕方になり、そこから電子カルテに診療録を記載した後、自宅に帰る。

週に何度かは、知人との会食があり、家に帰ってからも、学会発表の準備や書籍原稿の執筆などの仕事が多かった。

がんになった後は、原則として自分で車を運転しなくなった。脳転移がどのような作用をもたらすか分からないため、クリニックへの出勤は別の場所に住む母が途中で私をピックアップする方式となり、患者さんの自宅を訪問する際も、それまで自分で運転して看護師さんらと現地集合していたところ、私がスタッフの車に乗せてもらって同行する形になった。

在宅ホスピスが支援するがん患者さんは診断直後から終末期まで多岐にわたるが、その多くは人生の最終段階を迎えた患者さんである。

自宅で亡くなられたとき、患者さんのご遺族から連絡が来る。関本クリニックでは最初の面談時に私と母、それに看護師の携帯電話の番号を伝え、基本的には24時間365日、対応させていただく体制を取っている。

近年、働き方改革の浸透とともに、全国の在宅療養支援診療所では深夜の対応を複数のクリニックで当番制にしたり、オペレーターによるコールセンター制にして、直接医師につながらないような形も導入されるようになってきた。

しかし、関本クリニックでは創設者の母が、当初から24時間医師と直接連絡が取れるスタイルを守ってきたこともあり、またコールセンターにすると患者さんのご家族に「距離感」を感じさせることがあるなどの理由から、深夜でも電話があれば、私か母のどちらかが「看取り」に向かうことにしている。

自宅で深夜に患者さんが亡くなられても、ご家族によっては一晩家族水入らずで過ごされ、翌朝に「昨晩亡くなりました」と連絡をくださることもあり、ひと月に亡くなられる患者さんの数は5名から10名ほどなので、連日夜中に携帯電話が鳴って起こされるということはない。

それでも「このまま朝まで、夫の遺体と1人で過ごすのは心細い」といったおばあさんや、「とにかく先生が来てくれないと不安」というご家族もいて、多い月であれば、5、6回は深夜に看取りのために出動する。

それまで信頼関係を築いていたのに、最期の最期でご家族の心証を害するようなことは、私たちとしても避けたいことである。そうした意味でも、夜中の電話にこそ、しっかりと対応しなければならない。

日中、スケジュールを組んで患者さんのご自宅を訪問しているときには、すぐに看取りに駆けつけられないこともある。そういう場合に備え、あらかじめ地域の看護ステーションとの契約をすすめ、総勢10名ほどのチームを構築することで、救急隊ほど迅速には行けないものの、何かあれば、いつでも1～2時間ほどで誰かが駆けつけられる体制づくりを進めている。

「迷惑をかけたくない」という心理的負担

がんになってからも、この仕事の流れはおおむね変わっていない。

ただ、私自身の治療のこともあって、母が負担する仕事量は増えた。本来は私に仕事を任せ、どこかでリタイアするイメージを抱いていたであろう母だが、こういう状況になったあとは「80歳まで働く」と言ってくれている。

私と、クリニックのスタッフの関係も変化した。私が自分で運転しなくなったことで、一緒の車に同乗することが増え、そこでの会話、コミュニケーションがこれまでにはなかった好循環を生んでいる。

がん患者になると、周囲が優しくなるというのは本当だ。闘病しながら仕事をしている私に対しては、いろいろ言いたいことがあったとしても、なるべくきついことを言わないように配慮してくれている。私はそれを素直に受け止め、上手に甘えさせてもらっている。なまじ「気を使わないでくれ」「以前と同じように」とお願いするよりも、自然に生まれる人間関係を大切にしたほうが、周囲にとっても楽だということを知っているからだ。

がんになっても、無理なふるまいを続けてしまうという人は案外多い。何があっても人には迷惑をかけたくない、他者に負担をかけるほうが自分はつらいという人が多いのである。

私も患者の立場になってみて、その気持ちの「根強さ」を痛感した。

たとえば病院に入院したときのこと。些細なことでナースコールを押しまくる患者さんというのは、あまり病院側から歓迎されないことをよく知っているので、まずコールボタンを押すことはない。

病室は個室ではあったが、ドアにカギをかけることはできない。医師や看護師さんが来ると「コンコン、ガラガラ」とすぐに扉が開かれる。病室内にはシャワーやトイレが設置されていたが、看護師さんに迷惑をかけないように、来そうな時間帯にはシャワーやトイレに入らないようにする。

こうした患者の側の「気遣い」が重なっていくと、実はかなりの負担になる。だが、日本人は良くも悪くも責任感の強い人が多く、助けられることを拒否して自分で負担を抱え込んでしまう人が多い。

なんでもかんでも「助けてください」という態度もどうかとは思われるが、自分の弱さ、本音をさらけだすということも、どこかでは必要である。ただし、そのバランスのとり方は私にとってたいへん難しい課題である。ついつい「医師であっても患者であっても、人としての品格は必要だ」と思ってしまう。

「大先生は観音様のように見える」

2015年以降、関本クリニックで働くようになってからというもの、私はどこか医師としての不全感を感じていたような気がする。

私がクリニックの副院長として、院長である母の下で働いていた時代、ある70代の女性の患者さんから、はっきりこう言われた。

「ああ。今日は息子さんが来たわ。あんたはアカン。やっぱり、大先生《おお》でないと」

私も消化器内科医として11年、ホスピスで3年間修業し、40歳を過ぎてそれなりに医師としてのキャリアを積んでいたつもりだったのだが、70代、80代の「人生の大先輩」である患者さんから見れば、まだまだひよっこにしか見てもらえないのだ。

母は神戸大学医学部に学んだが、がん治療における日進月歩の最新知識に関しては、やはり直近の事情を学んだ私のほうが勝っているという自信はあった。しかし重要なことは、患者さんにとって、私より母のほうが「信頼できる」と感じられる、その事実である。

前出の女性の患者さんは、こんなことを私に言った。

「見てみい、あんたと違って大先生は〝観音様〟のように見えるわ」

「そうですか……私には、観音様というより布袋様にしか見えないですけど」

悔し紛れに冗談で返してはみたが、観音様とまで崇められる母が、正直、うらやましかった。

女性の患者さんが言うように、母には、私には真似することのできない雰囲気というか、患者さんからすると、会うだけで癒される「オーラ」がある。

治療について多くを語らないが、患者さんの身の上に悲しいことが起きればともに泣き、嬉しいことがあれば、自分のこと以上に喜ぶ。全身全霊で感情を表現し、患者さんに寄り添うスタイルは、仕事上のパフォーマンスではなく、母の人格そのものの表出だった。

医師と患者という関係をすぐさま飛び越えて、患者さんに信頼感を与えることのできる、独特の「オーラ」は、実の息子の私にもはっきりと感じられた。

どうしたら、母のようにふるまうことができるのか。医師の世界ではよくある「2代目あるある」に悩まされながら、当時の私は自分なりにスタイルを模索しようとしていた。

患者さんから「握手」を求められた日

私はがんになったあと、入院、退院を経て仕事に復帰し、初めて相談を受ける患者さんに「実は、私もがんなんです」と告げるようになった。

すると、多くの患者さんたちがしばし絶句した。同情心や憐れむ気持ちというよりも、純粋な驚き、衝撃を受ける人が多かったように思う。

50代、60代の女性からは、その場で泣かれたことが何度かあった。私に小さな子どもがいることを知っている人もいたし、息子のような年齢の医師が、不治の病に侵されてしまったことを気の毒に思ったのかもしれない。

ある70代の男性の患者さんに「実は私もステージ4のがんと診断されました。お互い、情報を交換して長生きしましょうね」と伝えたときには、固い握手を求められた。

その場面を見ていた同僚医師が、私に言った。

「あの握手のシーンは、2人の間に誰も入っていけないような神聖な雰囲気でしたよ」

この男性の患者さんは、有名な薬剤の開発にもかかわっておられた、いわば薬のプロフェッショナルで、薬の使い方や自宅への薬剤の届け方に関してこだわりを持っておられる方だった。とても理知的で紳士的な方だが、訪問薬局を使ってもらった方が良いタイミングで母が説明をした際、「私もプロですから。それは結構です」と、ピシャリと断られる場面があった。

だが、私が置かれた境遇を打ち明け、固い握手を交わした後に同様のことを説明させていただくと、男性は頑なに断ることはせず、しっかりと耳を傾けてくれた。

「この人であれば、私の気持ちを理解してくれるに違いない」——医師には、患者さんにそう思わせる「何か」が備わっていることが望ましい。ただ、その「何か」を体得することは、たいへん難しいことである。

母は、人工呼吸器につながれたまま逝った自分の父の最期を目の当たりにしたとき、目の前のがん患者さんたちの「理想的な看取りの実現」にむけた実践と啓発を人生のライフワークとした。

そこを原点として、信念を曲げることなく30年近く培ってきた年輪のようなものが、語らずして患者さんを安心させる「オーラ」の一部になっているのだろう。長年鍛錬を積むにつれ、無駄が省かれ、多くを語ることなく患者さんとの心の垣根を取り払うことができる。

残念ながら、私には信念はあっても、それを醸成できるだけの時間は残されていない。ただ、私は患者さんと同じ境遇に身を置くことになったおかげで、図らずも患者さんたちが心の垣根を取り払い、私に大切なことをいくつも教えてくれるようになった。がんになって良かったと思う人はこの世にいないかもしれないが、がんが私たちに何かを教えてくれることはあるし、人生のどのような段階においても、やはり人は成長することができる。

緩和ケア医にとってのメインイベント

私は関本クリニックで働き始める直前の3年間、六甲病院の緩和ケア病棟に勤務させてもらい、人生の最終段階を迎えたがん患者さんやエイズの患者さんと正面から向き合った。年間180〜200人のがん患者さんに緩和ケアを提供している病棟で、毎年50人ほどの患者さんの看取りに立ち会った。

そこで私を指導してくれた安保博文先生は、このようなことをおっしゃられていた。

「外科医のメインイベントが手術日なら、緩和ケア医にとってのメインイベントは、初めて患者さんと接する、初回の面談である」

私はいま、その言葉を思い出す。

余命が限られている患者さんと初めて話をするとき、いかに短い時間で信頼してもらえるか。いかに「この医師なら安心だ」と感じてもらえるか。その勝負の帰趨はファースト・コンタクトで概ね決まると言っても過言ではない。

そのためには入念な準備も必要であるし、「最初が肝心」という意識をもって臨まなければならない。つくづく奥深い言葉だと思う。

六甲病院緩和ケア病棟はかつて母も勤務したホスピスであり、人生の最終段階を迎えたがん患者さんやエイズの患者さんに、緩和ケアを提供する場所だ。

在宅ホスピスとは違って、常に医師や看護師がそばにいるため、何か起きたときの安心感はある一方、食事の時間や入浴のタイミングなど、一般病棟ほどではないにせよ、他の患者さんや医療者の都合に合わせなければならない共同生活に近い側面があるため、私のように医師や看護師さんに気を遣いすぎるタイプの患者さんは自宅のように気を抜いてくつろぐというわけにはいかないかもしれない。

私はそれまでも、消化器内科医としてがんを学び、多くの患者さんの看取りに立ち会ってきたつもりだったが、この六甲病院緩和ケア病棟で勤務し始めた時、自分自身の緩和ケアに関する知識や経験が、まだまだ不足していたことを思い知らされた。

医師と患者の「並走関係」

まだがん治療を続行している患者さんに対して、消化器内科の医師は「内視鏡で調べましょう」「抗がん剤をしましょう」「手術ができそうなので、外科に相談しましょう」など、治療に関わるさまざまな選択肢を提案できる。それはある意味で、医師としての「武器」とも言えるものだった。

しかし、緩和ケア病棟（ホスピス）にやってくる患者さんたちは、すでに治療に関わる選択肢の提案をほとんど行ってきたか、もはやできなくなってしまった状態であることが多い。

それまでは「武器」を振り回して、あれこれ検査や治療法の提案をしている片手間に、少しお話を聞いたり症状緩和の話をしたりしていたのが、緩和ケア病棟では振り回す武器がない。そうした状況のなかで、繊細な薬剤の調整や患者さんやご家族との面談、ケアを担当してくれる看護師さんやボランティアさんたちと連携しながら患者さんのお看取りまでお手伝いする。こうしたとき、自分の腕に自信を持っている内視鏡医や外科医ほど無力感に苛まれることになるが、地域の緩和ケア医を生業とするためにはそれが最も大切な体験となるのだ。

緩和ケアの現場においては、医師は長い時間、患者さんと向き合うことになる。痛みに限らず、悪心嘔吐や呼吸困難など、幅広い病態生理への理解に基づく細やかな薬剤調整に関する知識は総合内科医の仕事に近い部分があり、患者さんのつらい思いを受け止める作業は心療内科医の仕事にも近い部分がある。

それまでの「治す側」と「治される側」という対面の関係は、ホスピスにおいて成立しない。むしろ医師は患者の横に立ち、寄り添う伴走者にならなければならない。「私が治してあげますよ」という意識では、人生の最終段階を迎えた患者さんとの人間関係はいびつな様相を呈して破綻してしまう。

私ががんになったあと、それまで気難しかった印象の患者さんたちが、心を開いてくれるという現象が起きた。その理由は、並走しているつもりでそれができていなかった私が、患者さんたちと真に並走する関係となれたこともあっただろう。

「薬はNG」の患者さんにモルヒネをすすめた話

六甲病院時代にはこんなこともあった。

あるとき、60代の男性の患者さんが入院された。この方はひとつの強固なポリシーを持っていた。それは「極力薬を飲まない」というものである。

だが、痛みをコントロールするにはどうしても薬の助けが必要になる。しばらく対話を繰り返しているうちに、この人が嫌いな薬は横文字の薬、つまり西洋医学の薬であって、むしろ漢方薬を高く評価していることが分かった。

「薬というのはね、百害あって一利なしなんですよ。いろいろそういうことも本に書かれてますしね」

現代は、医療にまつわる情報が氾濫している。確かに「病院が出す薬は効かない」「飲まないほうがいい」と不要論を唱える医師もいて、薬がうまく効かなかったり、体調が悪化した経験を持つ患者さんは「薬不信」に陥るケースも少なくない。

ただ、私が見たところ、この男性が苦悩している痛みにはモルヒネが奏功する可能性がかなり高かった。

私は次のように提案した。

「お体、少し辛いでしょう。お薬は、やっぱりいやですか」

「ええ、絶対にいやですねえ」

「漢方薬はＯＫですか」

「ええ、あれは自然由来のものでしょう。それは体に良いと思っています」

「モルヒネというよく使われる鎮痛剤があるのですが、この原料はケシという植物なんですよ。自然由来のものです」

「そうなんですか？」

「一種の薬用植物ですが、古い歴史がありまして、言ってみればハーブに近いものですから、ナチュラルだと思います。一度使ってみませんか」

「分かりました。それなら一度、お願いします」

こうして、それまで一切の薬を拒んでいた男性はモルヒネを受け入れてくれた。その結果、痛みは緩和され、狙い通りの効果を得ることができた。

ホスピスにやってくる患者さんのなかには、それまでのがん治療のなかで、医療関係者に不信感を抱き、コミュニケーションが難しくなっている人がしばしば見受けられる。

しかし私の経験からすると、そういう患者さんは一見、そのように見えるだけで、きちんと話し合える関係を作ることができれば、心を開いてくれることがほとんどである。

もちろん、ごくまれに、どんな人とも敵対してしまう患者さんもいる。私たち医師が絶対的な信頼を置く看護師さんでも「お手上げ」というケースは実際にある。ただそれは、境界型人格障害のような、別の治療を受ける必要がある患者さんであることが多く、例外的なケースである。

いかにして、患者さんから信頼され、安心してもらえる医師たり得るのか、患者さんやご家族とだけでなく、看護師さんやボランティアさん、清掃スタッフとも仲良くなることで、チームとして強くなり、処方した薬の効果は上がるという貴重な経験もでき、六甲病院での実践を通じて本当に多くのことを学ぶことができた。安保先生をはじめ、宮田智恵子師長や看護スタッフのみなさん、ボランティアスタッフのみなさん、清掃スタッフのみなさんには感謝しかない。

死を語ることの「タブー」について

がんの宣告を受けた人間が、1日中、自分の「これから」について深刻に考え続けるというのは不可能である。

私も、がんと分かってから入院、退院までの1ヵ月あまりはひたすら治療とこれからのことで忙殺された。しかし、あと1年、2年の時間があるとなると、やがて「患者としての日常」が始まるようになるのである。

がん患者になった直後は、それまで妻や子どもたちと過ごした時間が少なすぎたことを痛切に反省したが、新型コロナウイルス感染拡大の影響で学校が休校となり、1日中家で遊んでいる子どもたちを見ると、つい「たまには勉強しなさい」と、いつものうるさい親父発言が出てしまう。それが現実だ。

ただ、しっかりと話ができるうちに、私は家族に自分の治療や自分の最期について「もしものときの話」を積極的に伝えるようにしている。もしものときどうする、ということをはっきり決めなくても、対話を積み重ね、「なぜそう思ったのか」という、思考のプロセスを共有しておけば、いざというとき「あのときお父さんはこう言ってたよね」「お父さんだったらこうするよね」と、残された家族が自信をもってものごとを決められると思うからである。

日本では「最悪のケース」を話題にすることが避けられる傾向が強い。「縁起でもない」「そんなことは考えたくもない」という理由で、可能性を直視しないのである。

私は2015年から週に1度の頻度で神戸市立医療センター中央市民病院において

緩和ケア回診をしているが、患者さんに「最悪に備えましょうね」というコンセプトを説いた一部の患者さんから抗議されたことがある。

「あの先生は、やたらと〝もしものとき〟なんていいよる」

「こっちが前向きに頑張っているのに、〝緩和ケア病棟も選択肢のひとつ〟とか縁起でもない」

緩和ケア病棟に入院している患者さんではなく、治療病院に入院している患者さんなので、私も注意を払って言葉を選んでいるつもりだが、それでもある一定の割合で、患者さんからは「緩和ケア」というだけで「あの医者にはもう来てほしくない」と言われてしまうことがある。

「死を意識させる」話題を忌避する人が多いのは事実だが、緩和ケアは「楽に長生き」してもらうためのお手伝いをしているのであって、世のなかにはびこっている「緩和ケア＝いよいよ最期が近づいたときに世話になる科」というイメージは払拭しなければならない。

また、治療が成功してもしなくても、この世に生をうけたからにはかならずやってくる「命の終わり」に備えているか否かで、いざというときの患者さんや家族の負担はずいぶん軽減される。

２０１９年には、厚生労働省が制作した「人生会議」という、小藪千豊さんをモデルにしたポスターをめぐって、がん患者団体などから批判の声が上がり、すぐにポスターを取り下げるという騒動があった。

ポスターが連想させる死の直前のイメージが、辛さや後悔など、ネガティブな印象が強かったこともあって、そこにばかり批判が集中し、本来伝えたかったことがうまく伝わらなかったようだ。

私も妻も、小藪さんの「すべらない話」が大好きであったし、小藪さんがお母さんの最期を見守られたご経験もあり、「人生会議」の意図に前向きに賛同していただいていたことも伝え聞いていたので、騒動の一件は少々残念であったが、自分の望む医療や、大切にしてほしい価値観、どうしてそのように思うのか、そして自分が意思表示できなくなった時の代理意思決定者を共有する「アドバンス・ケア・プランニング」の趣旨に私は賛成である。

「もし自分がコロナに感染したら」

私は、新型コロナウイルス感染症問題に関する報道を見て、家族に次のような話をした。

私が緩和ケアチームの一員として週に一度勤務し、患者として通院もしている神戸市立医療センター中央市民病院はコロナウイルス感染症患者さんの受け入れ病院にもなっており、実際にクラスターも発生した。

そして私が日々訪問している在宅療養中のがん患者さんたちは、病状が悪化するとほとんどの人がコロナに感染してもしなくても発熱するし咳もするようになるため、私自身の感染リスクを排除することは不可能と感じていたからである。

「もし、いまの自分がコロナに感染して重症化し、人工呼吸器を装着するような事態になったときは、その呼吸器をほかの助かる人に譲ってほしい。ただ、辛いのはイヤなので、緩和ケアは手厚くしてほしい」

これは私の本音だった。基礎疾患を抱えた私がコロナで重症化した場合、人工呼吸器を装着しても、人工心肺を回してもらっても、助かる可能性は低い。持ち直しても人工呼吸器から離脱できるのか否か、怪しいところだ。

そして、ギリギリの状況で自分がこのような希望を医療者や家族に伝えられる可能性も低い。低酸素で意識が朦朧としてしまっている可能性が高く、そうなれば担当医は、患者である私との面会が制限されていて状況がまったくわからない家族に「するか・しないか」の選択肢を迫るほかない。

抗ウイルス薬もなく、急に増悪しやすいという経過も相まって、本来インフルエンザや誤嚥による肺炎であれば「薬だけ投与してもらって、それでも回復しなければ、人工呼吸器までは（辛いだけだろうから）しないでください」という流れになっていたであろう高齢者の方々も、そのような意思決定支援をしている間もなく「フルコード＝人工呼吸器も蘇生処置も、すべて行う」というような、私の祖父が受けた昭和の医療のような流れにならざるを得ない現在の状況には悲しさを感じる。

特効薬やワクチンの開発と流通を願うとともに、関わらせていただいている在宅患者さんたちには「もしも新型コロナウイルス感染症になったら、どのような医療を希望されますか？」「なぜそう思うのですか？」と、聞いて回るようにしている。もちろん、一部の患者さんからは「またもしもの話？」とお叱りをうけることになってしまうだろうが……。

死について語ることは、決してネガティブなことではない――そのことを、私はこれからも実践していきたいと考えている。その意味では、自分の死を引き合いに出して話し出すことにより、嫌な顔をせず、真剣に聞いてくれる患者さんが増えたように感じている。

「看取り」の言葉3

「たとえ世界の終末が明日であっても私は林檎の樹を植える」

（マルティン・ルター）

ドイツの神学者、宗教改革者のマルティン・ルター（１４８３-１５４６）の言葉とされる。英文では「Even if I knew that tomorrow the world would go to pieces, I would still plant my apple tree.」。たとえどのような状況に置かれようとも、いま自分にできることに精いっぱい取り組むことへの価値が表現されている。

4章

生きてきたように

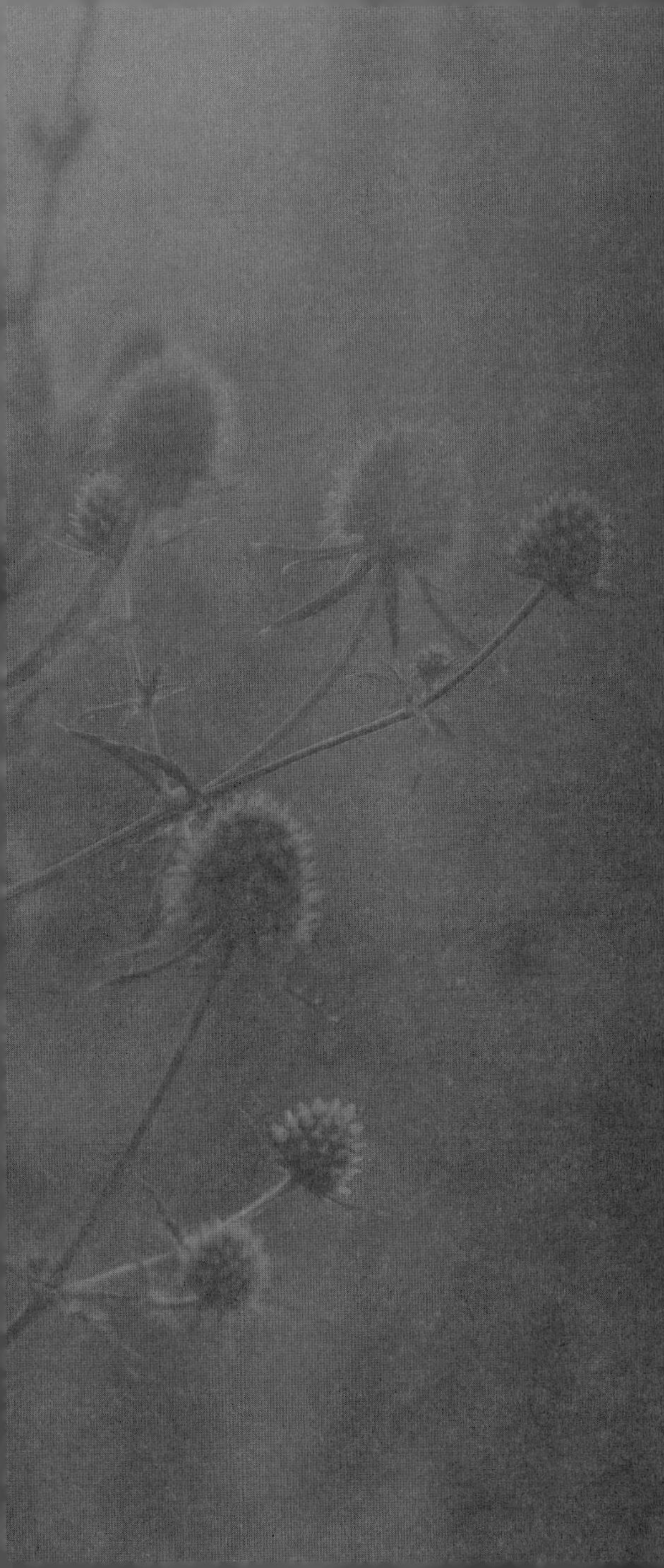

人生の「ラストシーン」をどう演出するか

私ががん患者となってから、この先どう生きるかを考えるうえで「先生」となってくれたのは、多くの患者さん、がん患者さんたちだった。

私1人だけが、がん患者ではない。毎年、約100万人の日本人が、新規のがん患者となっている。医師という職業上、彼らがそれをどう受け止め、患者としての人生をどう生きたかを知る立場にあった私は、ある意味で恵まれた環境にあった。ここから先は、私が見たがん患者さんたちの話を中心に書いていきたいと思う。

死を受容し、それぞれの美学、美意識を亡くなる直前まで貫かれたがん患者さんを、これまで何人も見てきた。

そもそも、人間は「まだ死にたくない……」と叫びながら息絶えることはできない。最期の数日間は意識レベルが低下することがほとんどで、その時点で少なくとも精神的な苦しみは感じにくくなっている場合がほとんどだ。

人は、知らないことに不安を感じ、分からないことを怖れる。私はがん患者の発症から最期までのプロセスを職業上知っているため、闘病における肉体的苦痛についてては、それほど心配しないで済んでいる。

ドイツの神学者、マルティン・ルターの有名な言葉がある。


「たとえ世界の終末が明日であっても私は林檎の樹を植える」


たとえ自分の命が残りわずかという現実があったとしても、最期まで真・善・美を希求し、自暴自棄になることがない人は、ある一定の確率で存在する。

また、自暴自棄だった人が、自分の「残り時間」と向き合うことで、精神が純化され、高みに昇華するという現象が見受けられる人も数多くいる。

がんになったとはいえ、どの患者さんにもそれまでの人生がある。嬉しかったこと、悲しかったこと、輝かしい青春のハイライト……ドラマに満ちた人生を1本の映画にたとえるならば、その作品のラストシーンが不細工に終わっては、どうも具合が悪い。患者さんたちは、そんな思いを多かれ少なかれ抱いているような気がする。

残り短い人生でも欲望の赴くままには生きられない

私自身のことで言えば、「あと1、2年で死ぬかもしれないのに、この人はいったい何を目標に生きるのだろう」と思われる方もいるだろう。

ただ、実際にその立場になってみると分かるのだが、「有り金を使い果たして、うまいものを食べ、遊びまくろう」「本当に自分の好きなことだけに時間を使い、しんどいことは一切、拒否しよう」という心境にはならない。

家族とできるだけ旅行に行きたいという気持ちは持っているが、いまだに「ここでは高すぎるな」と思うし、体がかなりきつくても「ここで、少し無理したほうがいいことがあるかもしれない」と考え、仕事にでかけることもある。がんになったからといって、社会性をすべて捨て去り、欲望の赴くままに生きるということは、現実問題として不可能だ。

緩和ケア医である私は、人間が誰しも持っている「最期はこうありたい」という理想を、非常に価値あるものだと考えている。

「先生、私は美しく死にたいんです」

これは、死を前にしたある70代女性の言葉である。そして女性は、自らの言葉を見事に体現した。

この女性の「美しく」という言葉には、「見た目も美しく」という意味も含まれていた。

使用する薬の種類にもよるが、抗がん剤治療を続ければ、髪の毛は抜け、肌は荒れ、体重は落ちる。それは他者にネガティブな印象を与える可能性があるのだが、この女性にとっては「何があってもそういう姿で死にたくない」ということが、大きな願いだったのである。

私も、その気持ちはよく分かる。

サイバーナイフ治療を行ったとき、ピンポイントではあるが、放射線を照射した部分の頭皮周辺で脱毛が起きることを知らされたとき、意外に大きなショックを受けたのである。

私はいままで頭髪が薄くなるということはなく、ありていに言えば「ハゲる」という悩みを抱えたことはまったくなかった。

それが一転、髪の毛が抜けてしまう可能性に直面したとき、「イヤや！」と感じてしまい、自分の意外な自意識に驚かされた。

そう若くもない男性の私がそう思うのだから、女性にとっては毛髪がなくなる、肌が荒れるという肉体的変化は相当なショックになり得るだろう。

「こうありたい」という願いよりも、「こうはなりたくない」という意識が人間の行動を規定する――それもまた、人間だけが持つ心理である。

70代「ちょい悪オヤジ」の鮮やかな最期

最期まで、自分のスタイルを守り通したという意味で思い出深いのは、ある70代の男性だ。

この患者さんは年齢を感じさせない若々しいスタイルで、細身に白いパンツ、サングラスという「ちょい悪オヤジ」を地でいく出で立ち。肺がんを患っておられ、進行して治療ができなくなった後もアクティブに動き回っていた。

この患者さんが最期までこだわったのは「ゴルフと運転」である。

どんなに体が辛くても、モルヒネを飲んで、自分で愛車のポルシェを運転してゴルフ場に直行する。

この男性とは、本音で思ったことを言い合える関係だったので、さすがに私も忠告した。

「肺に水がたまっているのも、モルヒネを利用しているのも、運転をするには危険すぎますよ。ゴルフに行くのは反対しないので、誰かの車に乗せてもらって行くようにしてください」

すると、必ずこう言い返される。

「俺の唯一の楽しみを奪うのか。ほっといてくれ」

何があっても運転をやめないので、ついに私も言った。

「それなら好きにしたらいいですけど、あなたがそうやってゴルフに行く間は、僕は六甲山には絶対行きませんから」

この男性が通うゴルフ場は六甲山方面にあったが、道の途中、中央分離帯のないトンネルを抜ける必要がある。過去、車の運転をしていた患者さんが薬の影響で事故を起こしたケースを知っていたので、危ないと思っていたのだ。

そうこうしているうちに、ご本人から急に連絡が入った。

「病院に入院することにしました」

男性はもともと「何かあれば救急車を呼べばいいんだ」という性格で、ギリギリまで通院での緩和ケアを選択しておられたのも、訪問診療での在宅緩和ケアを選ぶと、ゴルフを含めて自分の好きな時間にでかけたりすることができなくなってしまうと考えたからかもしれない。

入院直後、男性は「もう乗らない」と、あれだけ運転に固執していた愛車を手放すと宣言し、鮮やかな速さでその他の「終活」を進められ、わずか数日後、病院で亡くなった。

葬儀も男性らしいモダンなものだった。僧侶も司祭もいないフリースタイルのお別れ会。「遺影」を嫌っていた男性は、亡くなる直前に、自身の葬儀で使用する自分のイラストを発注。その颯爽としたイラストは、なんともおしゃれだった。

葬儀に参列したときには、純粋に「かっこいい」と思えたし、外来で何度か押し問答をしていた自分が恥ずかしくなった。彼は何度か外来で「もうアカンときは自分で判断するから！　周りからごちゃごちゃ言われるのイヤやねん！」と語っておられ

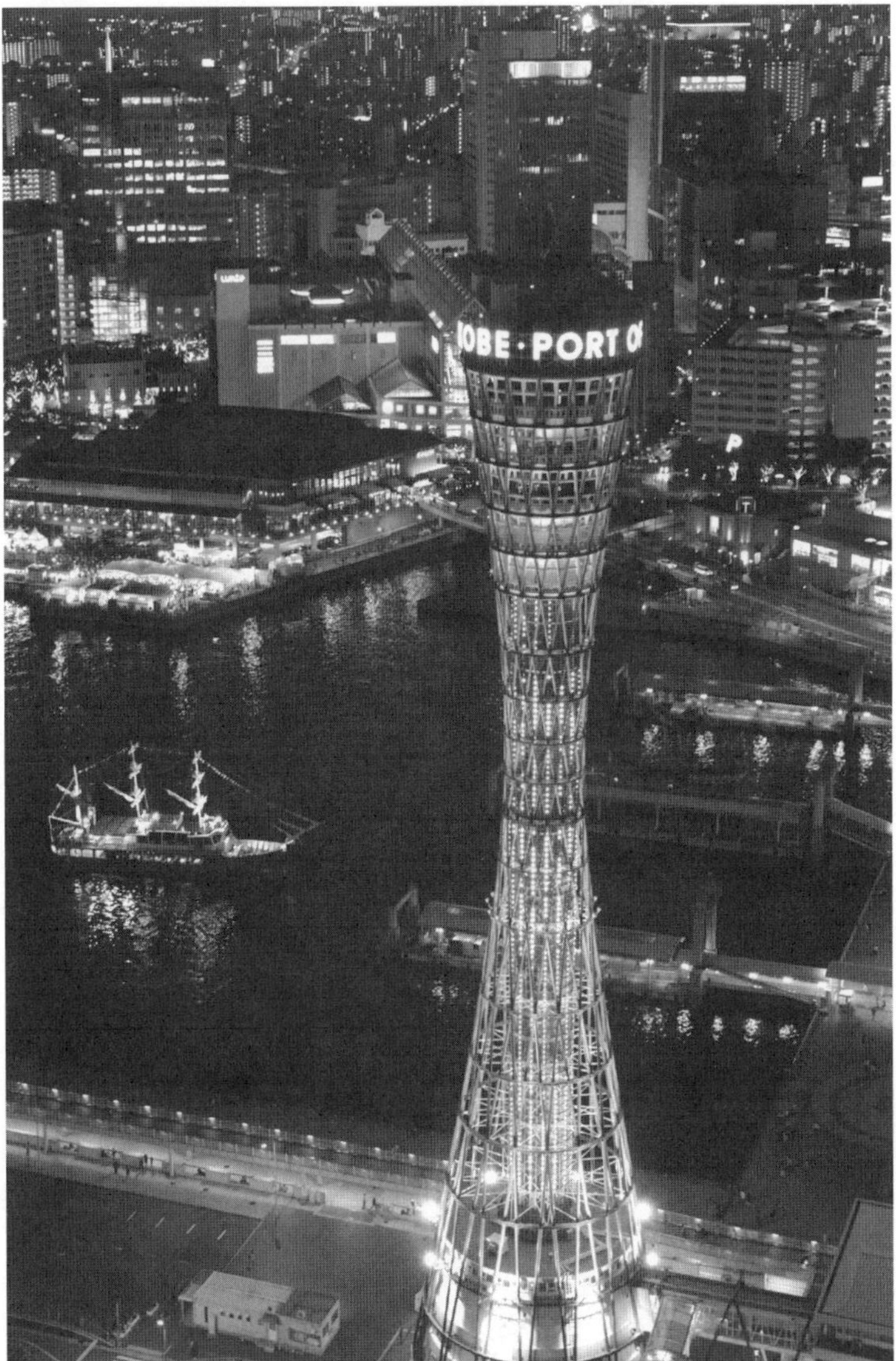

神戸市は日本でもっとも緩和ケア関連の施設が充実した「先進地域」

た。そう言いながら何も考えていないとしか思えない経過をたどる患者さんも多いが、彼はしっかりと「最悪」に備えていたのだ。そのうえで毎日「最善」を考えて自分のポリシーを貫き通した。

酒とたばこを愛する人たち

終末期に入った男性のがん患者さんが、よく話題にするのは「酒」と「たばこ」である。

昭和の時代の喫煙率は高く、いま70代、80代の男性患者さんは、その多くが喫煙者だった。酒に関しても、昨今では若年層の「酒離れ」が指摘されているが、それと比べるといまの高齢者世代の酒量は多かったと感じる。

「たばこはやめない。それでがんになってもいい」

そう公言している方も多いが、実際には、がんと診断された時点でほとんどの人が一度は禁煙しているのが現実だ。それまで数十年間喫煙していて、いまさらやめても効果がないという考えも一部にあるが、やはり、実際にがんを宣告されても喫煙を続けるというのは、逆の意味で強い意志が要求されるということなのだろう。

とはいっても、喫煙をやめられない、やめないという人はいる。

ある60代の男性は、肺がんにかかりながらもたばこを手放すことができず、酸素を吸入する状態になっても、「あかんとは思うとるけど」と、タバコに火をつけては煙を吸い込んでいた。

たばこについては、「最期まで、本人の好きにさせたらいい」と結論付けられない問題もある。というのも、自宅を訪問する医師や看護師の前で患者さんが喫煙すると、匂いが付着し、次に訪問する患者さんに迷惑をかけることがあるからだ。

また、ホスピスの場合は室内で喫煙することはできないし、喫煙所があったとしても、そこまで歩いていく体力が残っていなかったりすることも多いので、その場合は喫煙をあきらめなければならない。

その点、お酒のほうは問題が少ない。

「先生、これ少し飲んでもいいですか」とウィスキーを持った患者さんに聞かれることもあるが、いつもこう答えている。

「それで眠剤を飲まずに眠れるのであれば、飲みすぎない限り問題ありませんよ」

大量の眠剤（睡眠薬）を処方するより、少量のお酒で眠れるのであれば、よほど健康的である。現実問題として、多くのがん患者さんは、アルコールを大量に摂取できるほどの体力が残っていない。かつては酒豪として鳴らした人も、暴飲できないことは分かっているため、医師としてもさほど心配することなく、お酒をすすめることができる。

男性の場合は、1杯のお酒が体と心を癒してくれるという経験を大事にしている人が多い。在宅緩和ケアの現場では、患者さんが医師に「先生も1杯だけ飲みましょうよ」と勧め、車を運転しなくても良い立場の医師であれば、それにつきあうことも実際にはある。

酒のない人生なんて――という患者さんも、実際にはいるはずである。私は、量さえコントロールできていれば、それを容認することが患者さんのためになると考えている。

女性は日々を生きるリアリスト

私が患者さんと接していて思うのは、「重い現実」を前にして、男性患者さんと女性患者さんでは対応の仕方が違うということだ。

これはよく言われることなのだが、男性は過去の思い出に浸りがちで、元気な時代に自分がよりどころとしてきた、さまざまな価値観や習慣から自由になることができない。私自身もそういう傾向があるので、それはおそらく真実なのかもしれないと思う。

その点、女性は日々を生きるリアリストが多い。過去のことにこだわるより、その日を元気に、体調良く、苦しまずにどう生きるか。それに集中できる人が多い。

ホスピスにおいても、患者さんどうしのコミュニケーションが活発なのは圧倒的に女性である。同じ立場の患者さんたちが1ヵ所に集まって、いろいろおしゃべりをしながら、意見を交換して悩みがあれば共有する。何かイベントや催しものがあれば参加して、笑い、楽しむ。そうしたことがごく自然にできるのが女性の患者さんたちである。

男性はその点、女性と比べた場合に社交的な人が少ない。社会的な立場が高かった人が、施設内で孤立するようなケースもあり、精神的な悩みを抱え込んでしまうこともある。

もちろん、男性のなかにも上手に毎日を過ごす患者さんがいる。

自宅で自作のプラモデル製作に没頭することにより、痛みや呼吸困難が驚くほど少なく生涯を過ごした肺がんの男性患者さんもいたし、夫人も含めた周囲がやや引いているなか、大好きな小型犬に毎日顔を舐められることを日課にしておられた男性患者さんもいた。

女性患者さんが全員社交的なわけではないし、男性患者さんが全員自室にこもっているわけでもない。慣れてきた頃に聞いてみて初めて分かる正反対の志向もあり、結局聞いてみるのが一番だ。

そういうわけで、関本クリニックの緩和ケアの面談では、必ずその方の趣味を聞くようにしている。

好きな音楽やテレビ番組、スポーツや食事など、いきなり聞くと怪訝そうな顔になるが、「そういうご趣味をお持ちの方の方が痛み止めなどの薬が驚くほどすくなくて済むこともあるんですよ」と伝えると、いろいろと教えてくれることが多く、面談の終盤にそうしたさまざまな趣味について聞くことによりさらに打ち解けることもしばしばある。

人生のハイライトシーンを引き出す「ライフレビュー」

緩和ケア医の大切な仕事は、患者さんたちの対話である。

別の場所でも触れたが、私が診察する人生の最終段階を迎えた患者さんの多くは、すでに病気の根治を目指していない。つまり、治すための医療ではなく、延命のための医療を受けている。

では、どのような対話をするのか。そこで重要となるのが、患者さんの生き方、考え方を知ることである。

緩和ケア医は、最初に患者さんと接したとき、いろいろな質問をする。患者さんは「お医者さんが、これまでの治療や、いまの体の状態のことを聞きたいんだな」と思っていることが多い。

しかし、実際に私たちが聞きたいのは、むしろその人のパーソナリティや、大切にしていることである。

「素敵なお仕事をしてこられたのですね」

雑談を交えながら、患者さんが自発的にいろいろ語ってくれるのを待つ。すると、ときにはこんな話が飛び出てくる。

「そうですよ。先生はお若いから分からないと思いますけど、私たちは戦争を知ってますから。でも日本が成長して、いい時代でしたよ」

横にいる家族の方が、ときどきたしなめたりする。

「先生、この人の自慢話を聞いていると日が暮れてしまいますよ」

だが、それでいいのである。患者さんが自分語りをはじめてくれれば、面談は成功したも同然なのだ。

ある患者さんの人生を振り返っていく回想作業は、「ライフレビュー」と呼ばれる。

「人生にとってのハイライトシーンはどこですか」

そう聞かれたとき、人は「よくぞ聞いてくれました」と語り始める。

世のなかのほとんどの人は、名も知れぬ「無告の民」だが、実際には何十年にもわたるドラマチックな人生があり、それこそ1冊の本になるようなできごとが積み重なっているのだ。

その患者さんが、いつの時代を振り返るかにも、その人の人生観や価値観が垣間見える。

男性で多いのは、やはり社会人としての黄金期だ。

「私は、勤めていた会社でこんなヒット商品の開発にかかわっていたんです」

「テレビ番組にも取り上げられたことがあるんです」

企業や組織でそれなりにポジションがある年代となると、30代から40代、あるいはそれ以上となるため、男性にとっての「人生の黄金時代」は、年齢を重ねてからのことも多い。

女性の場合は、自分のことをしっかり話してくださる方もいるが、自分のことではなく、夫や子どもの成長、活躍を話す人が男性より多いように思う。

「うちの子が学校でいちばんの成績をおさめて、いまは海外で活躍できる人間になったんです」

「夫が有名な賞をいただくことができて、誇りに思いました」

もちろん、これはひとつの大まかな「傾向」に過ぎないが、いずれにせよ、人は誰でも誇りにしていること、宝物にしている記憶を持ち合わせていることは間違いない。

人間が死ぬ間際に見せる「真の姿」

このライフレビューは、初回の面談のみならず、その後も継続される。患者さんが何を思っているのか。何を大切にしたいのか。その対話のなかで、患者さんがふと漏らす言葉には、しばしば驚かされることがある。

ある70代の男性患者さんは、自分の自宅で家族に見守られながら、私に意外なことを語り始めた。

「先生、私はこれまで自分勝手に、好きなように生き、ここにいる家族らにも迷惑かけっぱなしでした」

「うらやましいです。ご家族が好きに生きることを許してくださったんですね」

「いや、本当にありがたいことだったといまになって思います。お金の苦労もかけ、体のことでも心配かけ、自分が家族にしてやれたことってなんだったのかと思います。いまは、家族に感謝したい。こうして生きていられるのも家族のおかげです」

やんちゃな人生を送ってきたという男性が、家族の前で神妙に感謝を語り、そのような言葉を男性の口から聞いたことがなかった家族が涙ながらにその言葉を聞いている。そんなとき、長年の家族関係のわだかまりが、たったひと言で消え去っていくような空気が感じられた。

人生の終わりを意識した人間が、周囲の人間に思いを馳せ、感謝の気持ちを表明するということは、しばしばみられることである。何らかの理由でケンカ別れしたり、不義理を働いたことで疎遠になってしまった人に、ひとこと謝罪し、和解したいという願望を吐露する患者さんもいる。

人間が、人生の最期の最期に「真の姿」を見せるというのは、ある意味で本当のことなのかもしれない。

まだ体が動くうちは虚勢を張ることができても、動くことも難しい時期に入れば、いまさら本当ではない自分を演じる必要性はなくなり、すべての虚飾が排除された、真の人間の姿がそこに露出される場面を、しばしば見てきた。

「文句たれ」が感謝の言葉を口にする瞬間

〈人は、生きてきたように死んでいく〉

これは、日本におけるホスピス普及に尽力し、2500名以上もの患者さんを看取った経験を持つ柏木哲夫先生（淀川キリスト教病院理事長、大阪大学名誉教授）が、よく述べられている言葉である。

人間の長い人生は、最期の「生きざま」にも反映される——。

愛と感謝に満ちた人生を送った人は、最期に感謝の言葉で人生を締めくくり、不平と不満だらけの人生を送った人は、最期まで「文句たれ」で終わる——看取りを重ねると、そういった傾向を感じることが多い。

ただし、それは人間が変わることのできない存在だという意味ではない。むしろ、周囲が驚くような変化が起こりうることを示唆している。柏木先生も、それを「最期の跳躍」という表現で説明されている。

つまり、その「文句たれ」だったはずの人が、ライフレビューをするうちに、自分の過ちに対する反省の念や、迷惑をかけた人たちに対する謝罪や感謝の気持ちを表現され、いままでの「文句たれ」が嘘のように、愛と感謝に満ちた最期を飾られるさまに遭遇することがあるのだ。

ある程度の経験を持つ緩和ケア医は、患者さんの家族から次のような言葉を聞くことが必ずある。

「先生、この人は気難しい人なんです。結婚してからというもの、ご飯を作っても、洗濯しても、服を買ってあげても、ありがとうという言葉を聞いたことがありませんでした。私はそれが辛くて、ひどい結婚をしてしまったと思いました。それが、死ぬ前になって、初めて〝ありがとう〟と言ってくれたのです。そのときは、涙が出る思いがしました」

人間の内面を、本当に理解することはたいへん難しいことである。聖職者の心に悪魔が棲むこともあれば、凶悪な犯罪者の内面に高貴な魂が宿っていることもある。

かたくなに心を開かないように見えた人が、あることをきっかけに、心の深奥を伝えてくれることもある。私はがんになって、本当にそういうことがあるということを改めて患者さんたちから教えてもらった。

よく死ぬためには、よく生きなければならない。たとえよく生きていなかったとしても、振り返り、感謝の気持ちを取り戻すことができれば、人生の帳尻は合わせられるのかもしれない。

意識レベルの低下時における「悪夢」の構造

人は死ぬ直前、必ずしも痛みや辛さで苦しみ抜くというわけではないということを、先に述べた。

多くの患者さんは、がんが大きくなってしまうにつれて、痛みや苦しみが大きくなるとイメージしている。

しかし実際は「がんが大きくなりすぎて死ぬ」ことは稀で、ほとんどの場合、がんの増大に伴って身体が衰弱して免疫力が低下し、肺炎や尿路感染症などを併発して亡くなるか、そのような合併症をかいくぐられたとしても、老衰のように衰弱で死に至るケースが多い。患者さんの多くは、こうしたメカニズムにより穏やかな最期を迎えられることが多いのである。

しかし、意識のレベルが落ち、現実を認識できるギリギリのレベルになってくると、悪夢にうなされているように見える患者さんが一定数いる。後に意識が回復した患者さんのなかには「幽霊を見た」「悪魔に追いかけられた」などと話す人もいる。

はっきりとした因果関係は証明されていないが、こうしたネガティブな幻覚が生じるときの条件として、患者さん本人が何らかのストレスを抱えていることが多いと私は感じている。

たとえば尿意があるのに排尿できないとか、痛みがある、あるいはそもそも自分が寝かされている環境に不満を感じているなど、患者さんが不快な思いをしている場合、それが「悪い夢」につながることが多いのである。

意識レベルが落ちている患者さんは、自分のストレスを言葉で表明することはできないので、家族も医療従事者も、それに気づかないことも多い。強い苦悩を抱えたまま意識レベルが低下してせん妄を併発すると、ときに悪夢にうなされたような状態となり、大声で叫んだり何度も起き上がろうとしたりどこかへ出ていこうとしたりして、「大丈夫なのか」と家族が心配するような状況に陥りかねない。

痛みのケアという技術的な問題はもちろんだが、「本当は別の場所で過ごしたい」「できればこの人には会っておきたかった」といったような、心の奥に封印された希望を、意思の疎通が十分できるうちにクリアして、安寧に過ごせているという充足感を得られていると「すごく暴れて、苦しんで亡くなったように見えた」と家族が思うような状況を回避することにもつながるかもしれない。

人は死の間際に、先に逝ったはずの家族や知人の姿を見ることがあると言われる。「お迎え体験」とも呼ばれる現象だ。

私見だが、お迎え体験を経験される患者さんは、多くの場合、苦悩よりも安寧に過ごせている充足感が勝っている状況で意識レベルが下がり、ポジティブな幻覚を見ているのではないか思っている。

私も看取りを専門とした医師として、悪魔や幽霊から逃げるような「悪夢」を見ることなく過ごせればありがたいと思う。

祖父母なのか、この世に生まれてくることが叶わずに死産となった双子の天使なのか、はたまた子どもたちが大事に飼っていたハムスターか、いままで看取りをお手伝いしてきた患者さんたちか、誰が迎えにきてくれるのかを楽しみにしながら、できるだけ安寧な状況で意識レベルの低下を迎えたいと思うし、そのような最期を周囲にお見せしなければならないという責任感を強く感じている。

日本人が考える「死後の世界」のイメージ

私は学生時代に洗礼を受けたクリスチャンである。ただ、敬虔な信仰心に基づいて日々の生活を送っているとはいえず、カトリック教徒でありながら、恥ずかしい話、教義についての知識も深くはない。

「人が死んだらどうなるのか」という問題について、私は宗教的なアプローチでそれを理解していない。ただ「死んだら何もない」とは思えず、生者が死者たちが待つ世界に移動するという、あいまいなイメージを抱いている。ただ、これは現代の日本人にかなり多い死生観ではないかとも思っている。

私が洗礼を受けたときの動機を思い返してみると、母がクリスチャンであるとか、中学・高校がミッション系の学校であったという「接点」はあったが、信仰心からというよりも、「人知を超えるような問題に直面した時、もたれかかることのできるようなものがあれば、強い判断をするための役に立つのではないか」といった、都合のいい考えだった。

私の母もクリスチャンだが、仕事上、キリスト教の考え方や概念を具体的に持ち出すことはほとんどない。宗教について語った記憶もあまりないのだが、信仰については母自身が著書で次のように触れている。

〈私自身、カトリック信者です。宗教をもつことは、ご本人の心によい影響を与えると思っています。亡くなったらどこへ行くのか。そこではどんな人が待ってくれているのか、そのイメージがわくだけで、患者さんの心がいやされます。

ある熱心なカトリック信者の患者さんは、こんなことをおっしゃっていました。

「僕はいま、暗いトンネルの中を走っているんだけど、向こうに明かりが見えます。明かりに向かって行くんだから、僕はこれでいいんです。だけど、宗教をもたない方たちは、たぶん、みんな暗いトンネルの中なのでしょうね。どんな気持ちでおられるのでしょうね……」

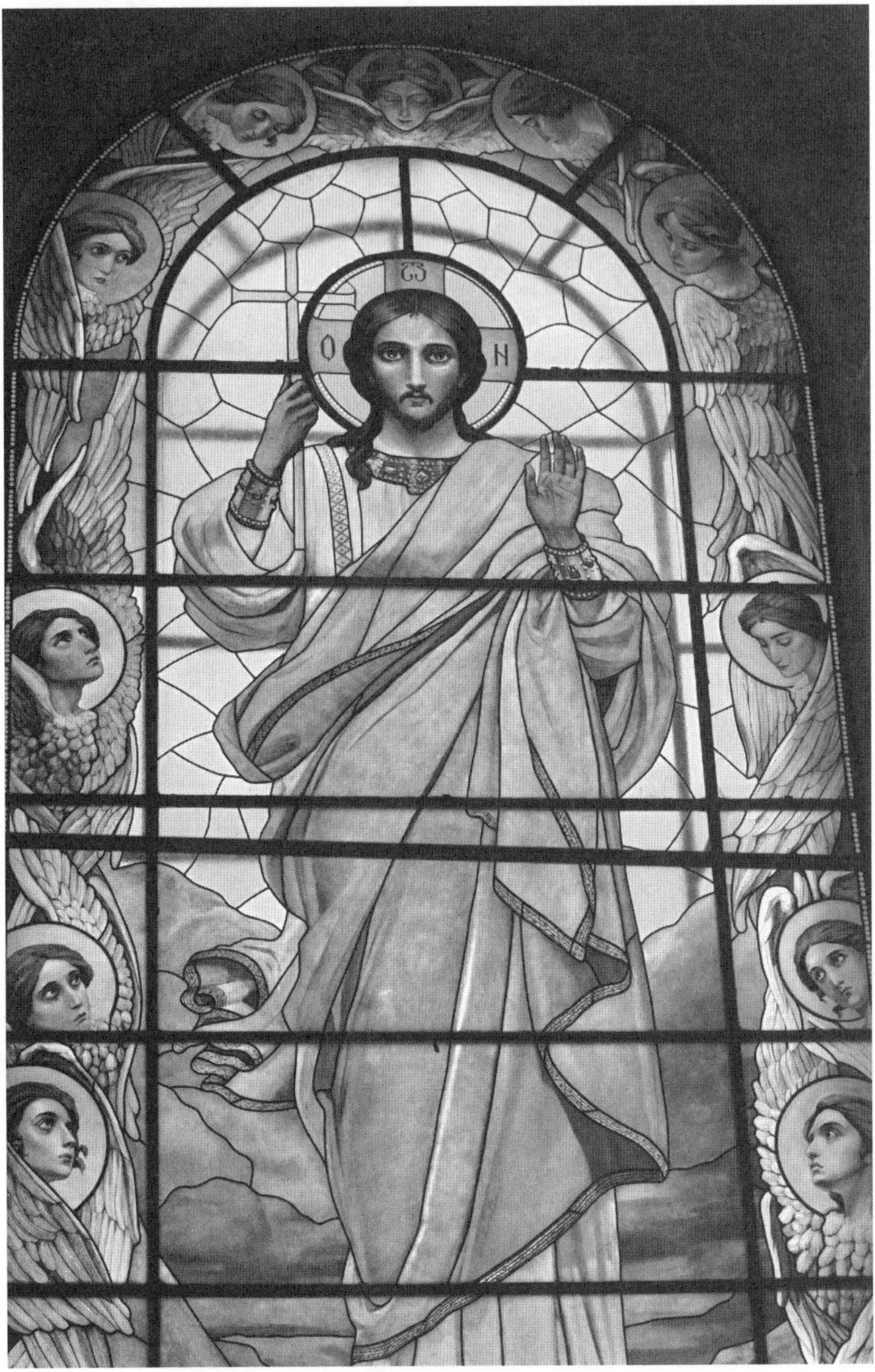

ホスピスの歴史と思想はキリスト教と深い関係にある

だから宗教に入信しなさい、といっているわけではありません。信仰の対象は、宗教でなくてもいいと思います。たとえイワシの頭であっても、そこに明かりが見えるのなら、それでかまわないと思います。死に直面したとき、その信仰心は、大きな心の支えになってくれるからです。〉（関本雅子『あした死んでも後悔しないために、今やっておきたいこと』ＰＨＰ研究所）

宗教が人を救うのかという問題は、人間にとって深淵すぎる問題である。私に結論は出せないが、ひとつ言えることとして、キリスト教徒が圧倒的に多い欧米でも、死を受容できずに苦しんでいる人は大勢いるということだ。

信仰心があれば、必ず運命を受容し、強い判断ができるのかというと、そんなことはない。無宗教者が多いと言われる日本では、グレーな死生観をうまく活用して、現実に対応して上手に過ごしておられる患者さんが多いように思う。

高額の代替療法を求める人たち

人間が困ったとき、困難に直面した時に、何かに「救い」を求めるのは自然なことである。

それまで信仰に縁もゆかりもないと思われた人が、急に宗教に目覚めることもあるし、食事や生活習慣を劇的に変化させ、特定の食品を大量に摂取したりする人もなかにはいる。

がんという病気において、いまも多いのが代替医療への傾倒だ。代替医療とは、通常のがん治療とは異なるアプローチの総称であり、たとえば瞑想や祈り、食事療法やワクチン療法など、その内容は多岐にわたる。

ただし、それらは医学的に治療効果が証明されていないものが多く、保険適用外で高額な費用がかかることも多いため、代替医療を望む患者さんや家族と、それを歓迎しない医療者との間で摩擦が起きることも珍しくない。

たとえば、代表的な代替医療の例として、高濃度のビタミンCを点滴するというものや、樹状細胞ワクチンを注射するといったものがあり、私も何度かその治療法に心酔している患者さんと出会ったことがある。

ある高齢女性の患者さんの家族は、すでに寝たきりになっているにもかかわらず、樹状細胞ワクチンを注射すると言ってきかなかった。だが、すでにこの女性の余命はどれだけ前向きに見積もっても「あと数日」と予測せざるを得ない状況であり、少なくとも高額の樹状細胞ワクチンを打つのは、費用的にも患者さんの身体的にもリスクに見合った利益は得られないと判断した私は、樹状細胞ワクチンを接種する仕事をしている医師に直接電話をかけた。

「患者さんのご家族は注射したいとおっしゃっていますが、寝たきりどころか、もう意識もない状況です。先生のほうからワクチン注射の中止を説明してもらえませんか?」

相手も簡単には折れないだろうと身構えていたが、この医師は意外にも「意識もない? それでは意味がないばかりか危険です。投与をやめましょう」と、こちらの意見を認めてくれ、ワクチン注射を止めてくれた。家族にとって「信頼する治療医」の1人であったこの医師から直接治療の中止を伝えてもらうことにより、あとから出てきた緩和ケア医である私が何時間説明しても納得しなかった家族はすんなり中止を受け入れ、その後は私の意見にしっかりと耳を傾けてくれるようになった。この女性は数日後に亡くなっている。

だが、こうしてうまく止められたケースばかりではない。

「先生、助からないのはわかっているんです。でもなにか常に前向きなことをしていないと気が済まないんです。ビタミンだけは続けたい。生きている限り……」

昔の私であれば、「そうは言っても」と、強引に引きとめようとしていただろう。しかし、何かにつかまっていないとどうにかなってしまうのではないかという、得体のしれない不安に抗い、もがいている患者さんの気持ちを考えれば、それを否定すればするほど、逆効果になることが多いのである。

私は、それがどのような希望であれ、それが患者さんの侵襲になり得るものでなければ、患者さんの意向をいったんは受け止めるようにしている。「緩和ケアのクリニックなので、それはできません」とは決して言わない。

「なるほど。分かりました。そういうことをご希望でしたら、いちどその分野の専門家に相談してみても良いかもしれません。紹介状も書きましょう。ただ、それをすることによってかえって体を弱らせたり傷つけたりしてしまうと判断した時点で、私が良いとお勧めできる方法へ変更していただくよう、お勧めするかもしれません。体調みながら、相談しながら進めていきましょう」

医師が、良かれと思って代替療法を止めようとすると、患者さんは身を固くする。いったんは相手の思いを受け止めて、希望を受け入れたうえで話を進めていけば、その後はこちらの提案も受け入れてくれるようになることが多い。

治療法の選択に極めて重要な「話し合い」

「医師として、効果が実証されていない高額な代替療法を推奨するのは無責任ではないか」という考えがあるかもしれない。私も同意見なので一度も推奨したことはない。ただし、通院が難しい程度にまで衰弱が進んできたがん患者さんに対する強力な抗がん剤の使用もまた、科学的な根拠が無いばかりか、有害事象で死に至らしめてしまう可能性がある行為だ。

抗がん剤の効果が科学的に立証されている患者さんは、有害事象を跳ね返すことができるくらいの体力がある人に限られている。衰弱が進んでいる患者さんに対して、高額だが何も起こらない可能性が高い代替療法を勧める医師も、保険適応だが衰弱している患者さんに投与すると死んでしまう可能性がある抗がん剤を「患者さんが希望するから」という理由で標準治療の枠から逸脱して投与してしまう治療医も、ひょっとしたら考えていることは同じかもしれない。すがる患者さんを前にして、「自分ができることを提供し続けなければ」という強迫観念にも似た思いが医師の判断に影響しているのではないだろうか。

苦悩し、困り果てている患者さんを前にしたとき、医療者として最も大切なことは、自分にできることだけに固執することなく、「こうしたい」という患者さんの希望を受け止めたうえで、「なぜそう思うのか」ということまで話し合うことではないかと思う。

「治療をしてください」とおっしゃる患者さんと話し合った結果、子どもの受験や結婚、孫の誕生など、明確な目標をもったうえで「金銭的な、もしくは命を落とすリスクを冒してでも治療に賭けてみたい」ということがわかれば、標準治療から逸脱した治療や代替医療も選択肢にはいってくるだろう。

一方で、診断直後や悪い知らせの後で、得体のしれない恐怖に圧倒され、「よくわからないけど、とにかくできることはなんでもして欲しい」という状況であれば、時間をかけて、できることなら少し冷静になれるように何回かに分けて、資産や命を賭ける明確な目標が見いだせるのか、しっかりと話し合うべきであろう。

■「表情」は口ほどにものを言う

緩和ケア医は、患者さんと話し込むことが多い。そうすると、話の途中で気分を害されたり、私の提案に対して「それはしたくない」という思いを持たれたとき、患者さんの顔色が変わる。人は表情や語調など、言語以外の部分でもコミュニケーションをとっているのだ。

患者さんから見た医師の対応にも全く同じことが言える。

ある女性の患者さんからは、最初の面談の際、こんな話を聞いたことがある。

「私は別のお医者さんに、代替療法を受けたいんですけどダメですかと聞いたことがあるんです」

「なるほど。どういうアドバイスでしたか」

「そのときね、お医者さんがものすごくうんざりした顔をされたんです。言葉では丁寧に説明してくださるんですよ。いまの医学では、効果が確認されていないとか……でも、明らかに〝ああ、またか〟って顔をされたんで、それ以上相談する気にはなりませんでした」

患者さんが医師の言葉だけではなく、その態度やふるまい、表情をつぶさに観察しているというのは、がんが私に再認識させてくれた大きな学びのひとつだ。

機械的に決められた説明をしているだけなのか、それとも傍らに寄り添って「一緒に歩んでいきましょう」と言ってくれているのかは、一瞬で感じ取ることができる。

私もこれまで、仕事が忙しいとき、立て込んでいるときに、緊急性のない長話をされたり、疲れているときに、患者さんから要領を得ない電話がかかってくると、ぞんざいな対応をしてしまったことがあった。切実な事情を抱えた患者さんからは、おそらく「何と冷たい医者だ」と思われたことだろう。

地域のホームホスピスである関本クリニックでは、がん患者さんに医師の携帯電話の番号もお渡ししているので、看護師に電話連絡してくる患者さんやご家族もいれば、私が直接、患者さんやご家族から相談を受けることもある。特に訪問を始めて間もないお宅では、患者さんもご家族もまだ不安で、「先生、大変です」と混乱して何度も電話をかけてこられることもある。

そのとき、医師の側に患者さんやご家族の話を受け止める力がなければ、患者さんの不安は強まるばかりで、信頼関係は生まれない。

ただし、医師も1人の人間であり、生活者である。罵詈雑言を浴びせかけられたり、理不尽に詰め寄られても良い気はしないし、同じ急な変化に対する対応でも、いつも穏やかな人がイライラしていると、「なにかよほどの事が起こったのか、よほど我慢ならないことに怒っておられるのかもしれない」と思い、丁寧に対応しなければと思うが、いつもイライラしている人がいつも通り不機嫌だと、「早く仕事を終わらせよう」という心理が働く。

高圧的な人や、明らかにこちらに敵意を抱いている人に対しては「気を付けよう」と思うことはあっても、「もっと良くなってほしい。気分良く過ごしてほしい」と心から思うことは難しいのだ。

どれだけ患者さんと馬が合わなかったとしても、プロとして水準を落とすことなく緩和ケアを提供しているつもりだが、私も人間である以上、湧き上がってくる感情を抑えられず、表情に出てしまうことがあるのは否定できない。

ただ、できるだけそうしたことが起きないように、初回面談や初回自宅訪問などで、できるだけ時間をとって、共通の話題や趣味などをうかがい、いかにその患者さんと仲良くなれるかを意識するようにしている。

どんなに長く緩和ケア医の仕事をしていても、患者さんに対してうまく対応できなかったという反省点は必ず生まれてくる。理想ははるか高い場所にあるが、だからこそこの仕事にはやりがいがあるのだ。

「看取り」の言葉4

「人は生きてきたように死んでいく」

（柏木哲夫）

日本のホスピス・緩和ケア分野における草分けとして知られる柏木哲夫氏（淀川キリスト教病院理事長）の言葉。2500人を超える患者を看取った体験から、人の生きざまは、その人が亡くなる直前の姿に反映され、「よき死」は「よき生」から生まれると説いた。

5章 最高の人生に向かって

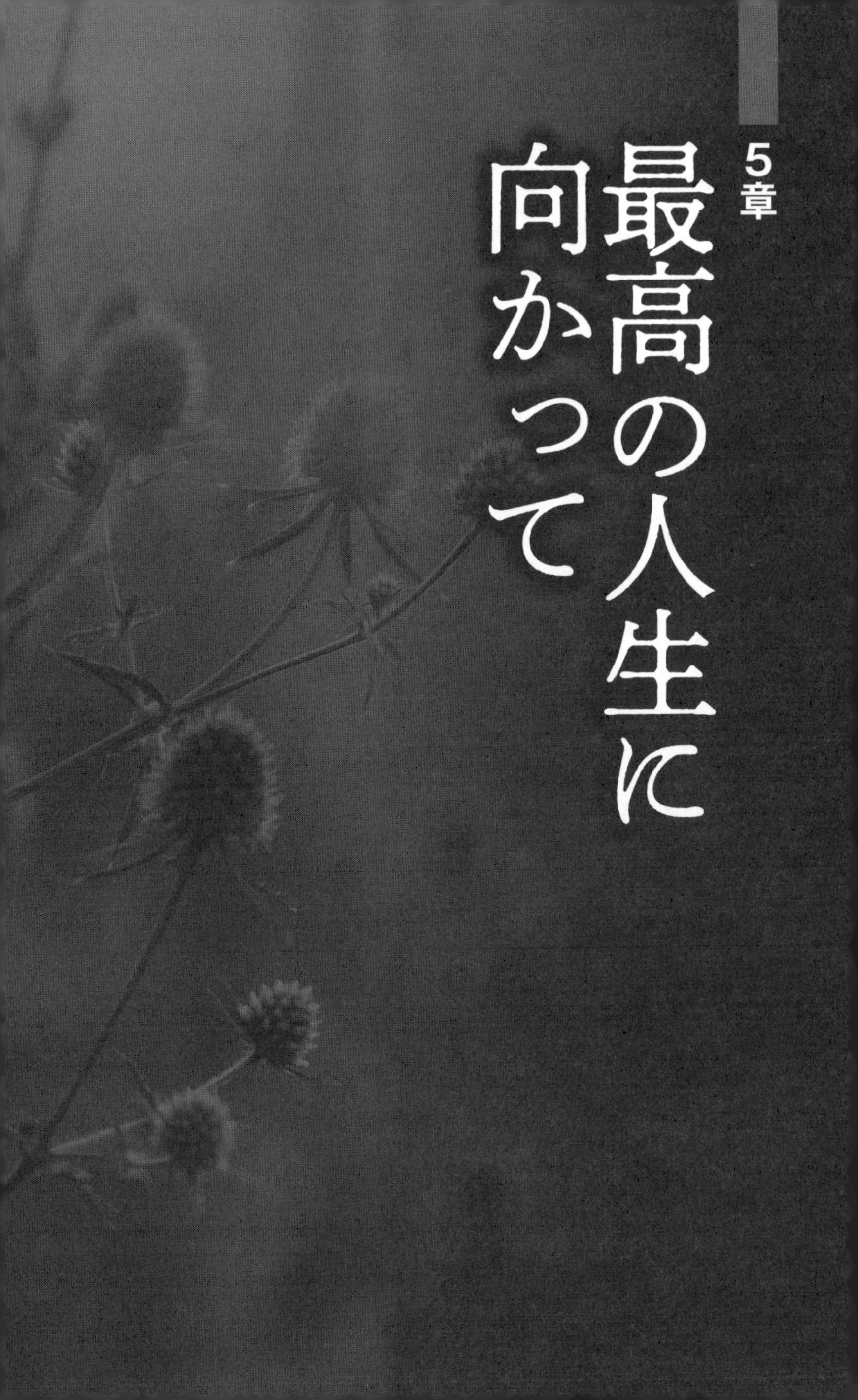

抗がん剤治療がスタート

２０１９年10月にステージ４の肺がんと診断された後、私は２ヵ月に１度、ＣＴ撮影、ＭＲＩ検査を受け、治療方針を確認している。

前年10月にサイバーナイフ治療を受けたが、２０２０年２月の検査では脳幹巣の輪郭が以前よりはっきりしている感があり、そうなる可能性を覚悟していたとはいえ、かなりショックだった。

その後も、首から下の部分、つまり肺がんの原発巣やリンパ節転移については分子標的治療薬（ジオトリフ®）の奏功もあって、幸い症状は落ち着いているが、問題の脳の転移巣については、増悪する前に抗がん剤治療へ移行することを主治医の永田先生から提案され、７月よりいわゆる殺細胞性抗がん剤（シスプラチン＋ペメトレキセドナトリウム水和物）と分子標的治療薬（ベバシズマブ）の点滴投与を受けることになった。

イメージで言えば、「いまのままでは首から下は制御できても、脳転移が大きくなったり播種性に広がってしまう可能性が高いので、少しでも脳転移に効く可能性がある方法に変えよう」というわけである。

この流れは、抗がん治療のセオリー通りである。ただし、殺細胞性抗がん剤は分子標的治療に比べて体に負担がかかる。

私の希望は、1日でも長く生きるということではなく、脳神経症状が出現して生活に支障をきたす時期をできるだけ遅らせる、つまり自分らしく過ごせる時間の確保であったため、脳転移巣がさらに大きくなって症状が出てから抗がん剤に切り替えるのではなく、そのような兆候があれば少しでも早く次の手を打つ治療方針のほうがありがたかった。

私も、初めて抗がん剤治療を受ける患者さんに、よくこう言ってきた。

「1日、2日目はこんなものかな、と感じるのですが、3日目からドーンと来るという人が多いです。でもそれは誰にでも起こることなので心配いりませんし、効いているということですよ」

果たして、その通りだった。入院4日目から強い倦怠感に襲われ、これまでなかった吐き気や食欲低下の症状も出た。この抗がん剤治療は4クール繰り返す必要があり、今後頭髪が抜けたり、体重が落ちたりすることも覚悟しなければならないが、私としては、患者さんとともに何度も見てきたがん治療のメイン・ストリートを歩いている限り、多少不安を感じても生活できている。

とはいえ、脳の転移巣がなかなか小さくなってくれないと、自分が自分でいられる残された時間についてより強く意識せざるを得ない。

余命の告知をめぐる考え方

主治医が説明してくれたデータによれば、私は今年（2020年）中にも、1次治療が効かなくなり、がんの進行がさらに進む可能性があった。

7月から2次治療に移っているので、その通りに進行してきており、生存期間中央値は2年。その話を聞いたのは2019年のことなので、それだけ見ると私はかなり厳しい状況に置かれている。

とはいえ、そういった予後の推測は大きく外れることもある。もちろん、悪いほうに外れることもあるわけだが、ステージ4の肺がんで脳転移があっても、私が直接関わったなかでのチャンピオンケース（治療が最大の効果を発揮したと思われるケース）は4年間生きた患者さんで、私は関わっていないが、他の患者さんが公開されている手記などを見ると10年間生きたという報告もあったりする。

今後、新たな薬や治療法が出現し、うまく奏功すれば……という期待もないわけではないが、とにもかくにも「時々最悪に備えつつ、普段は最善に期待する」の姿勢を貫こうと思っている。

これからどう転ぶかは神のみぞ知る領域だが、私は自分の病気に関するすべての情報を自ら医師に聞いて教えてもらっており、おかげで今後の対策、生き方をしっかりと考えることができる状況にある。

がんの患者さんに、予測される余命を告知するか、しないかという問題は、いままでも議論が尽きない問題である。

日本では、患者さん本人に、病名は伝えても残された命の長さに関する告知がなされないことが多いのは事実だ。命の長さと言っても、あくまで生存期間中央値であり、目の前にいるがん患者さんの真実というわけではないので、いたずらに気力を失わせてしまう可能性もあり、積極的には説明しにくいという事情もあるし、患者さん本人が病名を知っても余命は知りたくない、と希望するケースもある。

がんという病名そのものの告知の状況についてはさまざまな調査があるが、2016年に国立がん研究センターが全国778施設を対象に行った「院内がん登録全国集計」においては、告知率94％となっている。ただし、大病院では100％近い告知率であるのに対し、地域の中小病院などでは当時で6～7割と差が大きいという。

私が医学生だった1990年代の日本では、まだがん患者に病名を「告知」すべきでないという考えも根強く、統計的にも2～3割の告知率にとどまっていた。しかし、「告知すべき」との世界的トレンドや、2007年にがん対策基本法が施行されたこともあり、告知率は飛躍的に高まった。

しかし、いまでも特にご高齢のがん患者さんにおいて、診断時に家族から医療者へこう依頼するケースが散見される。

「先生、母にがんであることは絶対言わないでください」

欧米では、告知について患者さんの家族と医師が、本人をさしおいて相談するということはまずなく、「病状について知る権利は本人だけにあり、そこから家族に知らせるかどうかも本人次第」というのが原則である。

日本では、家族の意向が優先されるケースが多いが、これは家族ともしっかり話し合うことができれば緩和ケアの領域ではそこまで困ることではない。

知りたくもないのに医師からズケズケ言われたら誰だって怒るし、患者さんや家族が明確な目標をたてたいと思って「教えてほしい」と言っているのに、医師がゴニョゴニョと言葉を濁していたら信用されなくなるだろう。

余命を知りたい人と知りたくない人

公益財団法人日本ホスピス・緩和ケア研究振興財団が公表している調査（2018年）で、全国の男女1000人に「人生の最終段階に、あなたは先々の見通し（余命や治癒が難しいこと）」を知りたいですか」という質問をしたところ、「予測される余命を含めて、先々の見通しを詳しく知りたい」という回答が54・0％と過半数を占めたが、「先々の見通しは知りたいが、予測される余命までは知りたくない」18・9％、「あまり詳しいことは知りたくない」11・6％と回答した人も合わせて30・5％あった。

この現実に対し、医師は前述した日本の文化的背景も考慮して、患者さん本人だけではなく、家族がいる前で、あらかじめネガティブライツ（negative rights＝「これだけはやってほしくない」という患者さんの希望・権利）を確認し、死期を具体的に知りたくない人に余命を伝えてしまうという侵襲が起きないように、心がけなければならない。

私の場合は、自分の病気が自分の専門分野であるがんである以上、検査結果や画像データからおおむね「予測」がついてしまうために「詳しいことは知りたくない」という選択ができないのだが、患者さんが知り得ることはすべて知ったうえで、家族と話し合っていろいろ決めていくという生き方は十分に「あり」だと思っている。

一方で、何も知らされずに衰弱し、意識が薄れていくまで毎日ニコニコ過ごしておられた認知症の高齢がん患者さんのお手伝いをしたときなどは「この患者さんにいろいろお伝えしてもすべて忘れてしまうだろうし、こういう生き方もありだな」と思った。

診断の現場で出くわしたときにどうするべきか少し悩ましいパターンは、認知症でもないのに家族が患者さんのことを慮るあまり、「伝えないでほしい」と願うパターンだ。

ほとんどの場合、患者さん本人が自分の体調の変化によって真の病名、病状に気付くことになるし、家族も医療者も、嘘に嘘を重ねることに耐えられなくなってくる。そして「なぜ言ってくれなかったんだ」と、難しい時期に患者さんと家族との間に溝ができてしまったり、「いままでありがとう」「良い人生だった」といったような患者さんにとっても大切なライフレビューや、患者さんから家族への感謝の言葉などが出てくる機会を失ってしまうことになりかねない。

結局、病名にしても予測される余命にしても、「こうあるべきだ」などという解はなく、家庭の数だけ答えがあるようなものなので、本人と家族とで、それを知りたいのか知りたくないのか、なぜそう思うのかを、ときに医療者も交えて、時と場合によって答えが移ろいゆくことも考慮に入れて、ことある度に話し合っておくことこそが、いざというときに患者さんと家族でジタバタしてしまうことを回避できる良い方法だと思っている。

どこで最期を迎えるかという選択

私はいま、在宅ホスピスのクリニックを運営している。在宅ゆえに、患者さんの多くは自宅での看取りを希望されている方々である。

いまは「がんと診断されたときからの緩和ケア」が推奨されており、抗がん剤の治療を受けながら当院へも通っていただき、外来で日々の困りごとを解決するお手伝いもしているが、多くはもともとがんの拠点病院などで治療を続けていたものの、「これ以上治療するより、あとは残された時間をよりよく生きる」というステージに入った患者さんたちを、私たちがサポートしている。

私自身、自宅で最期を迎えたいと考えている。ただし、「在宅の看板を掲げている医師が、ホスピスや病院で亡くなるのはおかしいので、何があっても自宅で死ぬ」とまでは考えていない。

関本クリニックでは年間120～140名のがん患者さんに対してサポートを開始している。その多くは「できれば自宅で最期を迎えたい」と考えておられる患者さんとその家族であるが、最終的にはその半分程度が、何らかの事情でホスピスに入る選択をしている。

その理由はさまざまだが、多いのは「看病に限界を感じた」や、「何かあったらすぐにナースコールを押せる環境じゃないと心配」などの問題で、患者さんの身体的な苦痛が原因で緩和ケア病棟に入る患者さんは数％と少ない。

母も私も、もともと緩和ケア病棟で勤務していたので、使用できる薬が緩和ケア病棟でも在宅でもほぼ変わらないというのがその原因だろうと思っている。実際に患者さんが自宅で過ごしてみて初めて分かる問題も多い。私たちも事前に「実際に自宅で過ごされてみて、難しいようであれば途中からホスピスに入るという選択肢もありますからね」と説明し、その前提で動いている。

2週間以内に亡くなる可能性が高い患者さんは、1日単位で体調が変化する。たとえば、飲み食いができなくなる。自分でトイレに行けなくなる。日中も眠っている時間が長くなってくる……そうした変化は、実際に経験すると、本人にも家族にも大きな不安をもたらすことが多い。

「こんな調子では1日に何度も医者や看護師に来てもらわないと心配」

「さすがに下の世話まで家族に任せられない」

寝たきりになったときにはじめてその考えに至る患者さんは病院志向が強く、もともと自宅看取りを希望していたものの、最期はホスピスへ移るという方が出てくるのだ。

しかし、これは決して悪いことではない。緩和ケア病棟で死ぬか、病院で死ぬか、あるいは家で死ぬか。それは良い、悪いの問題ではなくあくまで患者さんの納得感の問題である。

自宅で死ぬこと自体が目的ではない

私の目指す「地域緩和ケア」は、自宅で死ぬこと自体が目的ではなく、患者さんや家族が「これで良かった」と思える選択肢を場面場面で提供し続けることにある。住み慣れた家で、安心して家族との時間をゆっくりと過ごす——これが在宅療養を選択した患者さんの主な動機である。

関本クリニックを中心とする在宅チームが提供できる在宅緩和ケアは、関西、いや、全国的に見てもトップクラスのサービスであるという自負はある。だが、同じサービスを提供しても、受けた側の評価は、病院志向が強いか否か、それまで受けてきた医療体制での体験や思いなどによって千差万別だ。

医師へ直接緊急連絡があり、状況を聞き、頓服の飲み方をお伝えして30分で症状が改善した場合でも、「言う通りにしたら早くに良くなった。これなら病院へ行くよりも、誰かが来てくれるのを待つよりも早くに調整できる」と喜んでくれる人もいれば、「緊急で電話したのに、結局電話口で指示されたのは薬をつかえということで、誰も診に来てくれなくて心配だった」とこぼしておられた人もいる。

また、緊急電話があり、1時間後に看護師がかけつけて対応し、医師へ連絡して薬剤の調整や簡単なケアで事なきを得た場合でも、「来てほしいと言ったら、本当にその日に来てもらえて、安心した」と感じてくれる人もいれば「もっと早く駆け付けるものだと思っていた。家族としては救急車を呼んだ方が安心」と感じられる人もいる。

関本クリニックも、患者さん本人の不安や心配を説き伏せて無理やり自宅で看取ろうと思えば、われわれが困ってしまうような身体的な苦痛が異常に強い年間数名の患者さんを除いては、自宅で看取ることができると思う。

しかし実際にサービスの提供を受け、それでも家族にとっては大きな負担だと感じられた結果、穏やかな日々が実現しなかったとしたら、無理やり自宅で看取るのは、患者さんや家族のためではなく、在宅看取り至上主義者のエゴイズムとの誹りを免れない。

私が目指しているのは在宅看取りを喜んでくれる人たちへの医療提供と、結果的に病院志向が強いことが判明した人たちに対する、適切な療養場所へのスムースな移動であり、それが最終的にめざしている「患者さんとご家族の満足度の高さ」であり「自宅看取り率の高さ」は2の次だ。

私が暮らす神戸東部は、治療病院、在宅緩和ケア、緩和ケア病棟がどれも充足しており、在宅緩和ケア医がコーディネートさえすれば、どこへでもすぐにアクセスし得る環境が整っている「緩和ケア先進地域」だ。

私が患っている肺がんは、最期に緩和ケアに難渋してしまうような患者さんは多くない。だが脳転移の増大によって首から下は元気なのにもかかわらず、家族が困惑するほどの性格変化が出現してしまったり、肺の腫瘤が増大して「上大静脈症候群」という病態になってしまい、難治性の苦痛に苛まれた場合には、緩和ケア病棟入院による集中的な緩和ケアが必要になるかもしれない。

もし、私が緩和ケア病棟で死んだら何と言われるだろうか。

「在宅の医者なのに、ホスピスに入院するなんて」

そんな風に言われてしまうかもしれないが、在宅緩和ケアも、緩和ケア病棟への入院も、人生の最終段階を安寧に過ごすための選択肢の1つであり、それぞれにアクセスの良い神戸では、移ろいゆく患者さんの気持ちに合わせて入院したり、退院して自宅で過ごしたりするという使い方もできるということをここで強調しておきたい。

言葉だけでは伝えきれないこともある

私が残された時間のなかで、やっておきたいことのひとつは、自分の考えやメッセージを形として残しておくことである。その意味では本書も、その活動の一環であると言えるかもしれない。

私は医師として、これまで1000人以上の患者さんと対話してきた。そこでひとつ感じたことというのは、トークの重要さと、ある種の限界である。

緩和ケア医は、1人の患者さんと長く対話する。どんな人生を過ごし、どんなシーンが記憶に残っていて、これから何をしておきたいか――何時間、患者さんによっては何十時間と話をして関係を築いていく。そこには、看取りの仕事の「本質」が凝縮されていると言ってもいい。

だが、次のことには注意しなければならない。それは、対話だけではどうしても伝えられない、伝わりにくいことがあるということである。

たとえば、百の言葉よりも、たった1つの絵や写真、音楽が人の心を動かすことはよくある。言葉が伝えられない「何か」が存在することは、多くの人が経験則を持っているのではないだろうか。

それと同じで、会話、対話というのはひとつの有力なコミュニケーションであるが、基本的には歴史のなかに定着するものではなく、人々の記憶のなかのみに残されていくものである。

その点、手紙や何かに書かれたメッセージ、音声、動画といった記録されたものは、時間の経過に対抗することができる。私は、過去に書かれた書物が、どれだけいまを生きる多くの患者さんの心の支えになっているかをよく知っている。

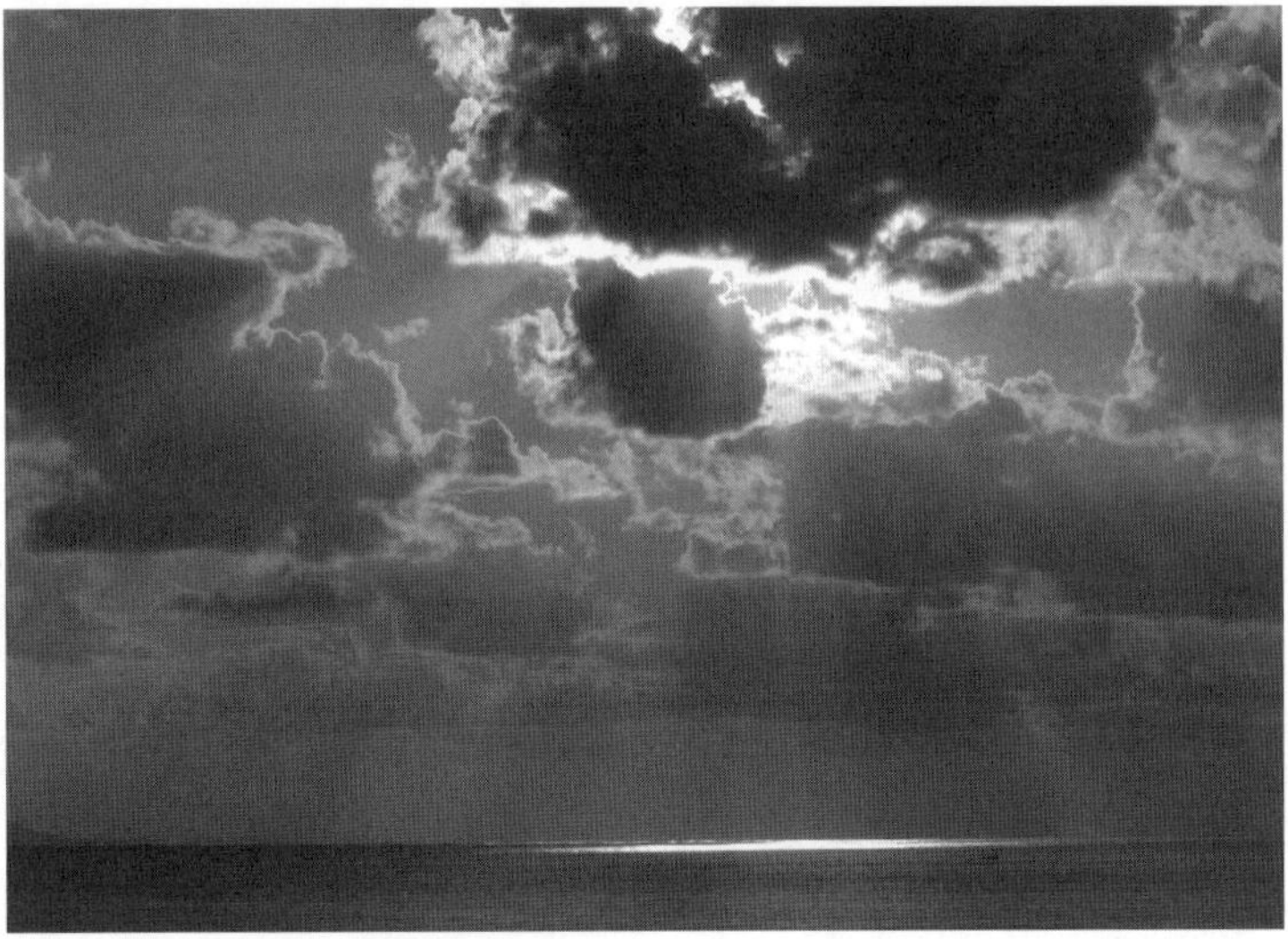
人の心を動かすものは無数に存在する

患者さんによっては、直接医師から「こうですよ、ああですよ」と言われても、素直にそれを受け止められないケースもある。しかし、本や雑誌に書かれていることだと、冷静に、客観的にそれを受け入れることができる。直接対話よりも、間接的なメッセージがかえって心に響くという現象は、間違いなくあると考えている。

私は、1人でも多くのがん患者さんにとって、役に立つ、生き方の参考になる具体的な何かを残しておきたい。その気持ちが、これからの時間を生きるうえで大きなモチベーションになると信じている。

がんの宣告を受けてすぐに、私は動画の撮影しようとして、あえなく挫折したことがある。それは「子どもたちに向けた父親としてのメッセージ」だった。

いま思えば、当時の私は前のめりになっていたと思う。

がん患者さんたちのなかには、メッセージや意思を書き残したエンディングノートを作成している人もいる。ただ、それは非常にタイミングが難しい。人間は、自分がまだ元気なうちに遺書めいたものをなかなか書くことができない。財産をどうするといったことははっきり書けたとしても、家族や親友や、お世話になった人たちへのメッセージとなると、どうしてもそれをギリギリまで保留したいという気持ちになってくる。自分の死が前提のメッセージというのは、これがなかなか書けないのだ。

しかし、亡くなる直前からそれに取り組もうとしても、それは体力的に難しくなる。私は、妻や子どもたちに何らかの言葉を残しておきたいとは考えている。ただし、それがどういったものになるのか、いつそれを実行するのかは、まだ決めかねている。

ある30代男性の患者さんとの対話

私は現在43歳だが、自分より若い年齢のがん患者さんを看取ったことが少なからずある。

がんが判明して入院し、退院後、初めてお会いした新規の患者さんは39歳の男性だった。その男性は私と同じ肺がんだったが、若いだけに病院スタッフや医療者とのコミュニケーションに慣れておられない印象で、診察室に入ってこられて初めてお会いした時の印象は寡黙で眼光鋭く、ほんの少しだが医療に対する怒りや不信感のオーラを感じた。

始めの声がけはその場で決めるので、事前に何か話すことを決めていたわけではないが、私は彼に「お仲間ですね。お互い情報交換して、長生きしましょう」と思わず伝えた。

すると彼は、一瞬目を丸くして同行者とともに「え？ そうなんですか？ 先生がですか？」とおっしゃられた後、とてもポジティブな反応を示してくれた。

眼光鋭く下向きがちだった印象が、話を進めていくうちに、しっかりうなずいてくれ、さわやかな好青年という印象に変わったのだ。

その好意的な反応は、私の心をとても軽くしてくれた。

私はこの面談をきっかけにパワーをもらい、それ以降、患者さんに自分ががんであることを伝える後押しとなった。

私の患者さんではないが、2017年に死去したキャスターの小林麻央さん（享年34）が、闘病中にブログを開設された際、私は強く感動した。

小林さんは「がんの陰に隠れないで」という医師のひと言をきっかけに、「なりたい自分になる」と決意し、日々の思いを言葉にして発信を続けたという。私は緩和ケア医としてその内容に注目していたが、著名人であり、しかも30代の若さでがんと闘った彼女のブログは、多くの患者さんや関係者にも大きな勇気を届けたはずだ。

小林さんが記録として残してくれたさまざまなメッセージはいまも世界中の人がアクセスできるようになっており、その意味で彼女はまだ生きているし、SNSが普及した現代ならではの試みは、その後、自分自身ががんになった私も大いに参考にしている。

「限界を知る」ことの意味と大切さ

医師としてのここまでの職業人生を振り返ってみて、医学の進歩と限界を、いつも同時に感じてきた。

どんなに技術が進歩しても、人が不老不死の存在になることはできない。それはまぎれもない事実である。

この限界を知る、それを認め受け入れるということは、簡単なことではない。命の「長さ」よりも「質」を上位の概念とする患者さんが多くなり、その意識が日本の医療界に広がったのは、わりと最近の話である。ある時期までは「1秒でも長く、患者さんを長く生かすこと」が自らの使命であると固く信じている医師が多かったし、その考えは間違いなく主流だった。

ただし、人間が死から逃れることができない存在であるという前提に立てば、苦しんで1年間生きるよりも、納得して、穏やかに3ヵ月を生きるほうがよい、という考えも尊重されていい。

限界がある、というのは何も人間の命に限った話ではない。がん患者になって、どんなに人に迷惑をかけまいとして無理しても、自分の力で立てなくなり、食事をとることができなくなれば、他人の力を借りなければならない。

限界を認め、それを受け入れるということは、敗北ではなく、人間の強さである。自分自身の命の限界を受け入れることは、ときに激しい断念をともなうが、ありのままの自分の姿を認め、それを周囲にも見せることができたとき、私は理想とする美しい死に近づくことができるような気がしている。

『最高の人生の見つけ方』に学ぶ生き方

私が好きな海外映画のひとつに『最高の人生の見つけ方』がある。2007年にアメリカで公開され、モーガン・フリーマン、ジャック・ニコルソンの2人が演じる名作である。

少しだけストーリーを紹介したい。

生まれも育ちも違う、自動車工と大富豪の2人が、同じ病院の一室に入院する。2

人はともに余命6ヵ月と診断され、自動車工は残された人生でやりたいことを書いた「棺桶リスト」を作成する。それを見た富豪は、そのリストの実行を提案し、2人はスカイダイビングやライオン狩りの旅に出る。

友情を深めていた2人は、その途中で些細な理由でケンカ別れをしてしまうが、それでも最後には感動的な結末が待っている――こんな映画である。

私は病気になる前から、漠然と「死ぬ前にはやりたいことのリストでも作り、それを楽しむのもありかな」と考えていた。いまはまだリストも完成していないが、もしそれを完成させるなら、「ひらすら映画やドラマを観る」という項目は、おそらくリストに入ってくるだろう。

現実には「好きなことだけをし続けて死ぬ」ことができる人はめったにいない。映画でも、自動車工の妻が「夫を返してください」と懇願し、楽しすぎるはずの旅が中断されてしまう場面が描かれる。思い通りにはいかない人生を象徴するようなシーンだが、私は、そんなリスト作りができることだけでも恵まれた話だと考えている。

人生の最期に何をしたいのか――改めて問われると、それを具体的に答えることはなかなか難しい。家族との旅行、友人との会食、そして患者さんとの対話――それはいずれもそうなのだが、本当にそれが最期のひとつなのかと問われると、「2020年度の冬にもう1度スキーに行けるかどうか」にとらわれているいまの自分には正解が分からない。

最高の人生が何であるかは、人それぞれ違う。私が最期にやりたいと思うことは、もしかすると自分にとって、かなりしんどい仕事になるかもしれない。

これまで、無理して引き受けた仕事や、迷った末に「やる」と決めた仕事は、不思議と私に必ず何かしらの財産を残してくれた。

「あのとき、やるかどうか迷ったが、やっておいてよかった」

そういうケースが非常に多いのである。

かつてのような体力がなくなってしまったとき、どれだけ無理がきくかは分からないのだが、私は最後まで自分に力をくれる仕事と向き合っていたいと思っている。

「本当に自分がやりたいこと」は何か

日本では、それまで仕事を持っていた人が重い病気になったとき、それでも仕事を継続するという人が少なくない。特に、社会の中心でバリバリと働いていた男性には、その傾向が強い。

私も、患者さんからよく仕事に関する相談を受けることがある。

「先生、私はがんの宣告を受けましたが、少しでも仕事ができたらいいなと思っているんです。無理でしょうか」

「いいえ、無理ということはありません。体と相談しながら、続けられるのがいいと思いますよ」

働くということは、対価を得ることができると同時に、患者さんが社会的存在であり続ける重要なファクターになる。

すべての仕事を中断して治療に専念するよりも、少しでも仕事を残したほうが、患者さんにいい作用をもたらすということはしばしばある。

もっとも、これまでとまったく同じように仕事をするのではなく、優先順位をつけて、自分が本当にやりたいことを選んでいくという作業も重要だ。

私自身もそうであったが、ほとんどの社会人は、自分の好きな仕事だけをしていれば済むというわけではない。本当にやりたいことは全体の仕事のごく一部分で、あとは「やらなければならない仕事」という人が多いのではないだろうか。

だが、人生の残り時間が有限であることを意識すると、すべての仕事をこなすことはできなくなってくる。そのときに重要なのは、「これをやらなくては」と考えていた以前の自分の考えから自由になることである。

私も、大学病院で働いていた時期には、ときに面倒な仕事も引き受け、上には忖度し、下の面倒も見るという仕事ぶりだったが、いまとなってはそうもいかない。本当の自分の気持ちに耳を傾け、勇気をもって時間の使い方、仕事のスタイルを変える必要が生じることもある。

何を優先し、どの仕事を残せばよいか。そこには人それぞれの人生観、価値観が反映される。一切の仕事を排して家族との時間を優先させる人もいるだろうし、極力、以前と変わらぬルーティンを守る人もいる。

何が良いかは一概に言えないが、人からどう見られるかといった意識を取り払い、自分の本当の気持ちと向き合うことが何より大切ではないだろうか。

父から子どもたちへ送るメッセージ

死んだら、私はどこへ行くのだろうか。いまはまだ、ぼんやりとしたイメージしかない。

どんなに考え抜いたとしても、おそらく結論はひとつ。言葉にすると平凡ではあるが、残された時間を、精いっぱい自分らしく生きる――そのことに尽きるのである。変えることのできない事実を受容するためには、生きる意味を再構築する必要がある。

私は、若くしてがんになってしまったが、そのおかげで人生の残り時間をみつめ、しっかりと向き合う姿勢を取ることができた。

医師として、人間として、私はいま本当に自分がやるべきこと、やらなければならないことがクリアに見えてきた気がする。

少なくとも、死に対する恐怖感はない。がんがどのような進行プロセスを辿るのか、私は患者さんに説明してきた。

「がんで死ぬというのは、思っているほど嫌なものではないかもしれませんよ。死の直前まで苦しみ抜く可能性はとても低いと思います」

私自身、それを信じている。あとは、生きている間に人格が荒廃するような状態にならないことだけを祈るだけだ。

私がいなくなっても、家族が路頭に迷う可能性は、かなり低くすることができた。まだ小さな子どもたちが将来どんな道に進むにせよ、私は反対しない。医師になるのもよし、別の道に進むのもよし、それは私自身の両親が取ってきた姿勢と同じである。

2年ほど前、喘息発作を起こした息子が神戸市立医療センター中央市民病院に救急搬送され、お世話になった後に、こんなことを言った。

「中央市民病院のお医者さんになりたい」

私は小学校に入るまで、運動神経が鈍いくせに「プロ野球選手になりたい」と言っており、自分から医師になりたいとは思っていなかった。それどころか、歯科医である父親の職業を会社員だと思い込んでいた。なので、この年で父親の職業を認知し、自分もそうなりたいと言う息子がとても頼もしく思えた。

「そうか！　なってくれたらお父さんうれしいわ。じゃあ、勉強がんばらんとあかんなー」

母の職業を継いだ私のなかに「息子には医師になって欲しい」という気持ちは少なからずある。しかし、人生に運命的な出会いと目標の変更はつきものだ。息子にとって運命的な師や仲間との出会いがあり、さらに魅力的な職業に就きたいと思うようなことがあっても、反対する気はない。

息子には「新たな扉を開け、皆を導いてくれる」という願いをこめて名前を考え、娘には「周りの人を慈しみ、協調性を大事に。そして女の子であるからには、そのなかでもキラリと光る、華のある子になってほしい」という願いをこめて名前を考えた。子どもたちには、どんな道であれ、困難を切り開き逞しく生き抜いてほしいと思う。

共感の感情がポジティブな生き方につながる

初めて脳のＭＲＩ検査を受け、妻とともにその画像を目にしたとき、そこに映し出された「転移」の事実を知って、私は、はばかることなく涙を流した。それは妻も同じである。

悲しさ、驚き、家族に対する申し訳なさ……あのときの気持ちを正確に表現するのはいまでも難しい。

ただ、人間が本来持ち合わせている精神の再生力、回復力を十分に機能させるには、とことん落ち込み、とことん悲しむということは必要である。落ち込む権利、悲しむ権利は、誰にでもあるのだ。

私が、患者さんに「私もがん患者です」と伝えると、その場で涙を流す女性の患者さんがいることを先に述べた。私は医師として、その現象をポジティブ、好ましいものとして認識している。

それは「同情してくれてありがたい」という意味ではなく、共感感情が心のなかに喚起されることは、がん患者さんにとって、今後前向きに生きていくための好転反応と感じているからである。

妻や、私の両親は、私の前では悲しむ姿を極力見せないように努力してくれた。しかし、最初は私と同様、厳しい現実に直面して深く落胆し、涙を流した。その結果、いまではすっかり前を向いて、私を支えてくれている。こういうときに、強いのは女性のほうである。

がんになって、私はさまざまなことに気づかされた。しかし、以前とはまったく違う自分になったわけではない。価値観が180度変わったということではないし、精神力が著しく向上したわけでもない。相変わらず、迷う自分、弱い自分は内在しているし、それは最期まで変わらないだろう。

だが、がんになったからといって「人間、何か変わらなければおかしい」ということはない。苦しみや悲しみに対して、無理にそれを隠しながら生きるほうが、心身の負担は大きくなる。

人間が本来持っている回復力を信じ、悲しいときには大いに泣いて、悲しんでいただきたい。それが、私の患者さんに対するメッセージだ。

1日を精いっぱい生きる「マインドフルネス」の思想

がんの患者さんは圧倒的に高齢者が多い。だが、40代から50代の患者さんも珍しいということはない。私もこれまで、同世代の患者さんと数多く接してきたし、非常に数は少ないが、10代、20代の患者さんもいる。

私自身がそうであったように、年齢が若いがん患者さんは、病気が発覚した時点ですでに「ステージ4」だったり、転移があるケースも少なくない。心の準備もなく、いきなり「がん患者」となってしまう衝撃はやはり大きいが、年齢が若いから衝撃も大きいというのは、必ずしも正確ではない。

どんな年齢であっても、それまで体に問題がなかった人が「がんです」と告げられるのは、相当ショックなできごとだ。実際、90代の方でも「まさかがんだとは思いませんでした」と、ガックリ落ち込む人がいる。2人に1人の日本人が、がんになっているにもかかわらず、がんになるという未来を予測し、覚悟して生きている人はそういないのである。

10代、20代といった年齢の患者さんと接する場合には、ライフレビューを行うよりも、いま、この瞬間に目を向け、その日1日を大切に生きる「マインドフルネス」の実践が効果的な場合もある。

若いがん患者さんに「これまでの人生はどうでしたか」と問いかけたとしても、それは本人の精神を苦しめることにもつながりかねない。

「本来はもっと生きられるはずなのに」

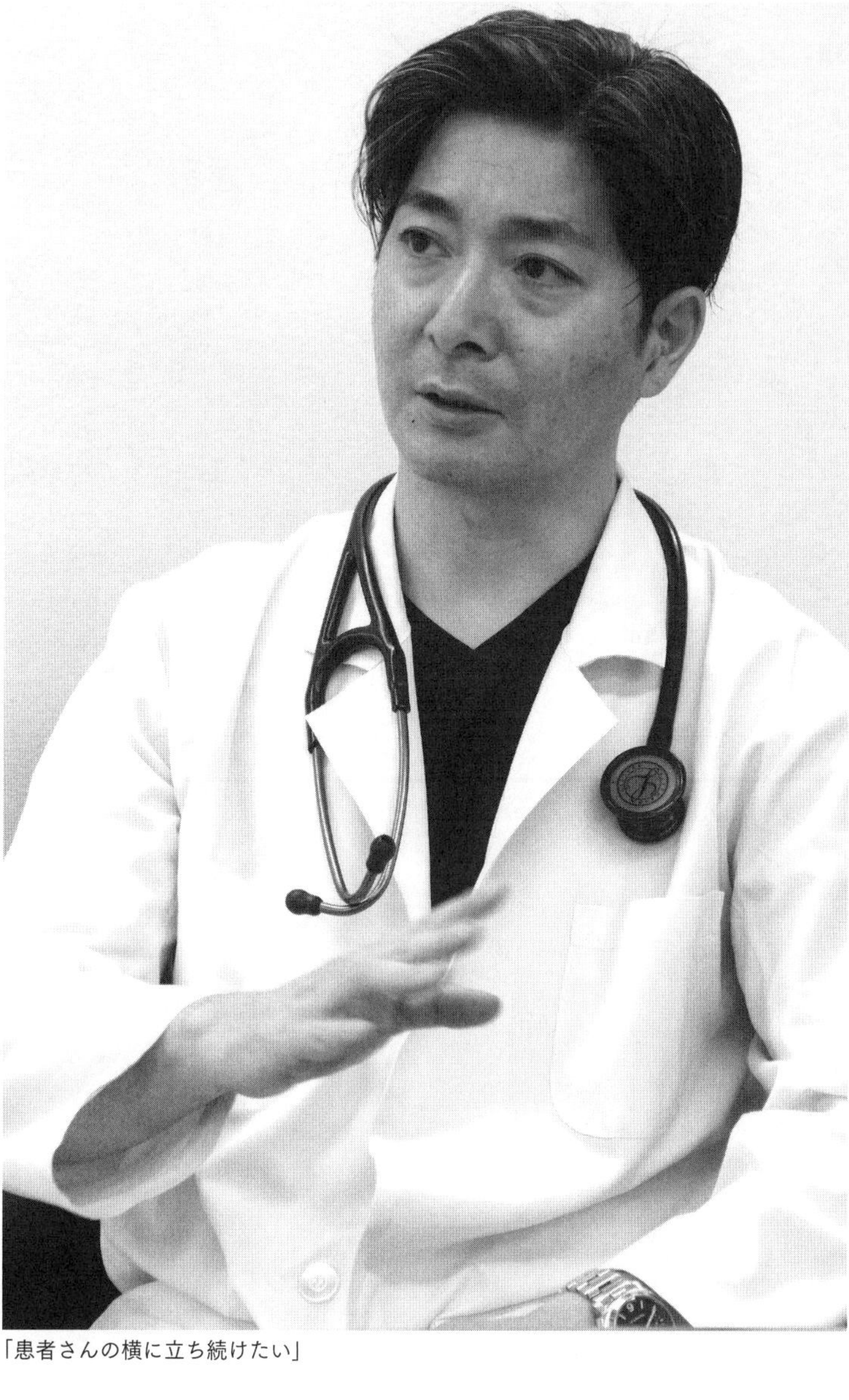

「患者さんの横に立ち続けたい」

「私はなぜこうなってしまったんだろう」

当然ながら、20代でがんになるのと、70代、80代でがんになるのとでは、受け止め方や納得感がまったく異なる。若くしてがんになった場合には、過去を振り返ることでネガティブな思考になってしまう可能性が十分に考えられる。

そんなときは、生きる意味や将来どうなるかを考えるよりも、いまこの瞬間を充実して生きる、そのことに集中したほうが患者さんの心を安定させることができるというわけだ。

「昨日のドラマ、見ましたか。あの展開はないですよね」

「あの有名なレストランに行くんですか。ぜひあとで感想を聞かせてください」

ごく普通の生活を送れることに感謝しながら、1日、1日を大切に生きる。これも立派ながん患者としての過ごし方だ。

私は40代前半ということもあり、年配の患者さんと比べれば生きてきた時間は短いのだが、「これまでの人生を聞かせてください」と言われれば、自分語りができないほど短いわけではない。自分の価値観を大切にしながらも、ある部分では刹那的に、その日その日を過ごす――そんなバランスが、40代がん患者の生き方になるのかもしれない。

これまで、あたりまえのように繰り返されてきた「無事に1日を過ごす」という生活が、実はあたりまえではないことに気づいたとき、私のなかに芽生えるのは、生かされているという感謝の気持ちである。

悲しみに暮れる時期は過ぎ去った

病気になってからというもの、母と話す機会が増えた。車を自分で運転しなくなったこともあり、出勤する際の車中で治療のことや、今後のことを報告したり、意見を交換したりしている。

長年、看取りの仕事を続けてきた母にとって、今回のことは、大きな試練となったはずである。本来、ここまで育ててくれた母を、私が看取らなければならないのだが、それが逆になる可能性があるのだから、その痛恨を思うとさすがに心苦しい。

ただ、私はここで悲劇の主人公を演じながら死ぬつもりはない。いつも前向きに、自分らしく生きることの尊さを患者さんに説いてきた母の、落ち込む姿は見たくない。

100歳を過ぎても「〝クレッシェンド〟に生きる」と宣言したのは聖路加国際病院の日野原重明院長だったが、持ち前のポジティブ思考で事態を打開し、他の患者さんたちの勇気となるような生き方を示したい。

私は、結果として母と同じ職業に就き、緩和ケア医の道を歩んできたが、それは決して「家業を継げ」と押し付けられたものではなく、自分自身がこの仕事に興味を持って、主体的に選んだ選択肢だった。だが、それは後ろ姿で私に医師という仕事の魅力とやりがいを伝えてくれた母、しっかりとした教育を受けさせてくれた両親の存在があって実現したものである。

私が現在に至るまで仕事に情熱を持ち続けられた理由は、誰かの期待に応えたり、別の目的のための手段としてこの職業を選んだのではなく、看取りの仕事に携わりたいという純粋な動機を持つことができたからだった。自分の本当にやりたいことができる幸せを与えてくれた、両親と家族には本当に感謝しかない。

母と私の共通の思いは、多くの患者さんの看取りを通じて、尊厳のある人間の姿を守っていこうという気持ちであった。悲しみに暮れる時期が過ぎたいま、私は自分自身が看取られる日まで、医師としての使命をまっとうし、患者さんたちのために役立つことが、両親に対する恩返しでもあると信じている。

残された時間を、少しでも意味のあるものにするために、私は最後まで患者さんの横に立ち続けていきたい。

「看取り」の言葉5

「あなたはあなたであるから大事なのです」

（シシリー・ソンダース）

「ホスピスの母」とも呼ばれ、「全人的苦痛」という概念を確立させたイギリスの女性医師シシリー・ソンダース（１９１８-２００５）の言葉。英文では「you matter because you are you」となり、自分自身を大切にすることの真の意味を説いた。

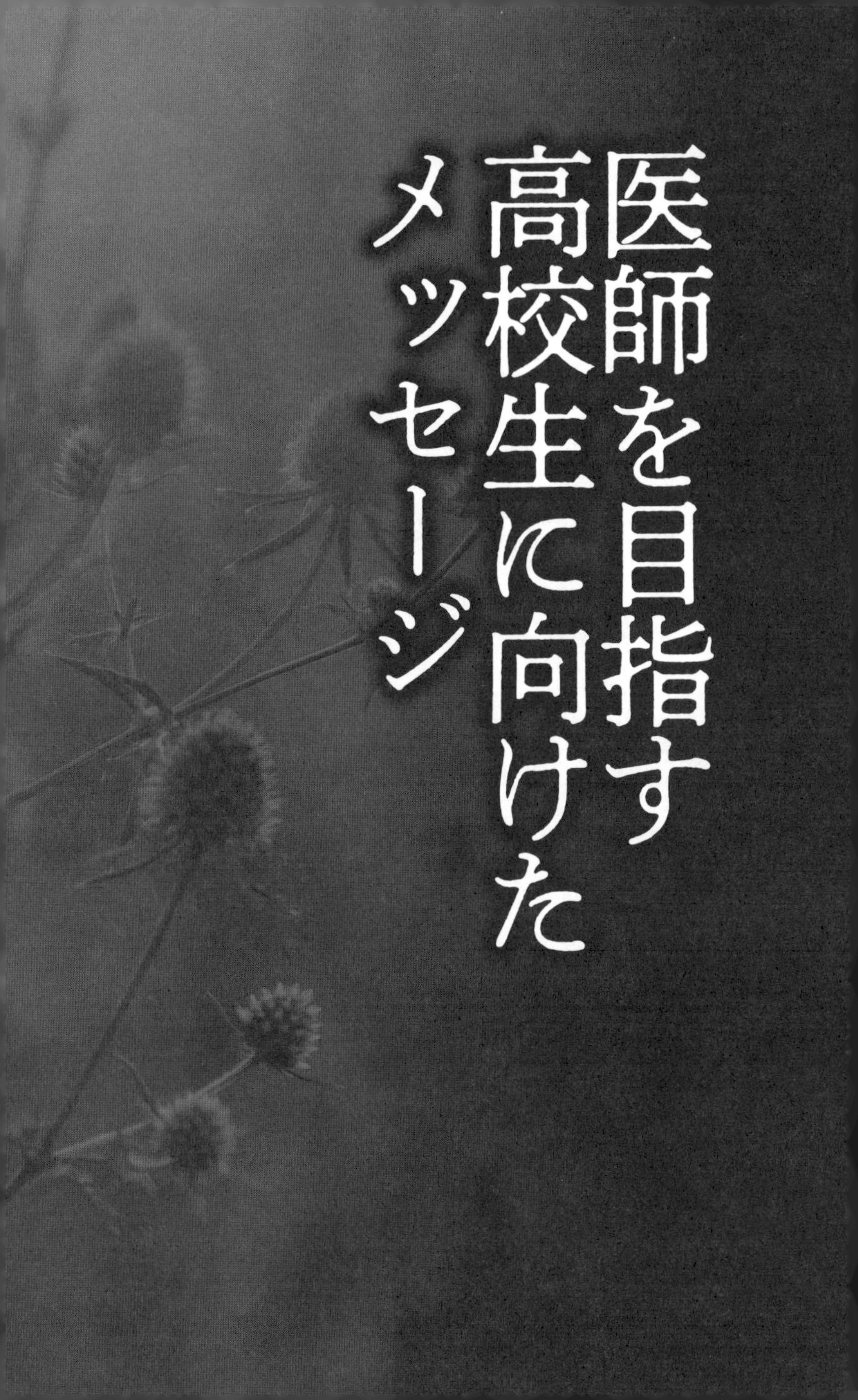

医師を目指す高校生に向けたメッセージ

２０２０年夏、私は母校の六甲学院高校で、講義をする機会があった。さまざまな職業に就いている同校のＯＢたちが、やがて社会に出ていく生徒たちに向けて、自分の仕事について語り、参考にしてもらうという趣旨である。

六甲学院は医学部進学を目指す生徒が多いこともあり、新型コロナウイルス問題で大変な状況に置かれているにもかかわらず、生徒たちは熱心に私の話に耳を傾けてくれたように思う。

私はここで、がんになったことを正直に語った。さまざまな受け止め方があったと思うが、私が生徒に語りかけた内容の一部を、ここに収録しておきたい。

最後の「丸刈り世代」

ここにいる高校1年生の皆さんのなかにも、いまの時点で医学部に進学したいな、と考えている人はかなりいるかと思います。僕らの学年では、確か30人ほどが医師になりました。

なかには「なりたいけど、なれるかな」と不安を感じている人がいるかもしれません。でも、私の経験で言えば、医師になりたい、この道に進みたいという明確な情熱を持ち続けていれば、必ず道は開けます。今日はそのことを、みなさんに伝えていけたらと思います。

僕は平成元年（1989年）に六甲中学に入学しました。僕らが入ったときは「丸坊主にしなさい」ということで、丸刈りだったんです。でも、ちょうどそのときに髪型のことで「もう坊主でなくてもええやん」という意見が出まして、入学してすぐに丸刈りの制度がなくなったんですね。高校3年生のときには阪神大震災があって、関西医大に進学しました。趣味はスキーで、いまは子どもと毎年、滑りに行ってます。

最初にちょっと重い話になりますが、僕は昨年の10月、肺がんと診断されました。脳転移があって、ステージ4の段階です。

いまは抗がん剤治療をしていて、こうして皆さんの前に立てています。その治療をする前に、余命は2年くらいと言われました。

もちろん、もっと余命が伸びる人もいるし、どうなるかはわかりません。僕の息子がいま6歳、六甲に入って欲しいな……とは思っているんですけれども、そのときにはもう、自分がいない可能性が高いんです。

なので今日は、自分の子どもに思いを伝えるような、そんな気持ちで皆さんにお話しできるように、準備をしてきました。ちょっと暑苦しいかもしれませんけど（笑）、聞いていただけたらなと思います。

映画『病院で死ぬということ』

僕が緩和ケア医を目指すきっかけ、伏線になったできごとについてお話ししたいと思います。

僕が六甲中学に通っていた時代、映画好きの先生がいて、その先生がおすすめの作品を、期末テストの後くらいにみんなで講堂で観るという「鑑賞会」というものがあったんです。

そこで見た、というか見させられた映画に『病院で死ぬということ』（１９９３年、市川準監督）というタイトルの作品がありました。

これは、日本のホスピス普及における草分け的存在として知られる山崎章郎先生の、同名の書籍が原作になっていて、僕はその映画で初めて「ホスピス」という言葉や、緩和ケア病棟というものの存在を知ったんですね。

その後、僕の母が六甲病院の緩和ケア病棟立ち上げにかかわったこともあって、高校時代に自分のなかでホスピスに対する関心が高まっていったと思います。

人間の死について考えるきっかけは、小学5年生のときにありました。もういまからもう33年前になるんですか、時代はまだ「昭和」でした。

当時の日本の医療というのは、どれだけ患者さんの容態が悪くなっても、最期は人工呼吸器をつけたりとか、心臓マッサージしたりとか、そういうことが儀式的に行われていた。いまではあまり意味のないとされていることが、ごく普通に行われていたんです。

小学5年生のとき、祖父を亡くしたのですが、やはり最後は管だらけになって、あれだけよく冗談を飛ばしていた祖父が、まるでモノのように見えてしまった。そのときに刷り込まれた「人の最期のイメージ」が、とても怖いものだったんですね。

ところが、母が立ち上げた六甲病院の緩和ケア病棟を見学すると、人生の最終段階を迎えているはずの患者さんたちが、お茶を飲んで医師や看護師、患者さんどうしで談笑している。かつて、自分が見た祖父の姿とは、えらい違いだなと思ったわけです。

病気を直接治すだけではなく、患者さんたちの花道を支えるという仕事も、立派な医師の仕事のひとつではないか――そう思ったのが、現在の自分のキャリアの「原点」になっています。

緩和ケア病棟の目的と役割

僕は、まず消化器内科という分野を専門としてきわめたうえで、現在は緩和ケア医として、がんの患者さんを中心としたお看取りを手伝う仕事をしています。

「緩和ケア」という言葉を聞いたことがない人も、何となくどんなものか、想像できるかもしれません。

緩和ケアとは、がんに代表されるような重い病気を抱える患者さん、そして支えるご家族の体や心の痛みを和らげる、取り除くことによって、楽に、前向きに生きるためのサポートをする仕事です。

ここにいわゆる「緩和ケア病棟」の写真があります。みんなおだやかに、ニコニコして暮らしているイメージですが、実際に緩和ケア病棟に入ってくる患者さんというのは、かなり症状が重い人が多いんです。

ちょっとグロテスクな写真になってしまいますが、この女性の場合は乳がん。会社にも病気であることを隠して働いてこられました。抗がん剤が効きすぎて、話すことができなくなった男性もいます。この方は著名な学者の方で、成長するお孫さんと英語で話すのを何より楽しみにしておられました。

このような、症状のかなり重い人々が緩和ケア病棟に入ってきたとき、笑って、穏やかに過ごしていただくためには、励ますだけでは無理で、痛みを取るためのしっかりとした技術が必要になってきます。

2000年代に入ってから、そうした技術がかなり体系化されてきた、緩和ケアはひとつの科として成り立つようになってきた。それがいまの状況です。

ここにひとつの有名なアンケート結果があります。亡くなられたがんの患者さんのご遺族に質問したものです。

「あなたのご家族は、体の苦痛なく過ごすことができましたか」という質問に対し、緩和ケア病棟ではない、大きな病院の場合だと5割くらいの方が「過ごすことができた」と答えている一方、残りの5割の方は「苦しんでいた」と答えています。

これが緩和ケア病棟になると、7割から8割程度のご遺族が「苦しまずに過ごすことができた」という答えになっています。

ただ、これは「だから緩和ケア病棟がいいんだ」という意味ではなくて、大事なことは、緩和ケア病棟でも2割以上の患者さんの、体や心の痛みを取ることができなかったというところなんです。

シシリー・ソンダース博士の言葉

先ほど気持ちだけでは痛みを取ることができないという話をしたんですけれども、技術だけでも解決できない問題があるのが、この仕事のとても難しいところです。

患者さんの心というのは、揺れ動くものなんです。その葛藤を押さえつけるようなことをしてはいけない。自由に伸び伸びと葛藤させてあげる環境を作るというのも、緩和ケア医の仕事なんですね。

ここにいる皆さんのなかにも、早くにご両親を亡くしたり、あるいはつらい経験をお持ちの方がいるかもしれません。

もし、自分の家族が、あるいは愛する人が、治らない病気になってしまったり、痛みに苦しめられたりしたらと考えてみてください。

おそらく「こんなに苦しむのであればいっそのこと……」と思ったり、「いや、それでも少しでも長く、生きていてもらいたい」と思いなおしたり、いずれにせよ心は揺れ動くでしょう。でも、それは人間本来の自然な姿なんです。


〈私たちはあなたが平安のうちに死ぬことができるだけでなく、最期まで生きることができるように、できるだけのことをさせていただきます〉


これは「緩和ケアの母」と呼ばれたイギリスの女性医師、シシリー・ソンダース博士の言葉です。「支えることを決してあきらめない」というメッセージで、これは僕たち緩和ケアに携わる立場の人たちがみんな大切にしている考え方です。

緩和ケアというと、どこか「いよいよもう病気が治らない、最期にあきらめた人が行く場所」というイメージがついてまわりがちです。

確かに、病気が治ることはないかもしれない。それでも、患者さんたちは最後まで自分の人生を生き抜くのだから、支えることはあきらめない。これが大事なことです。

自宅における看取りを選択した患者さんたち

先ほど、緩和ケア病棟における、症状の重い患者さんの話をしました。

ただ、全員が必ず痛みに苦しめられているかというとそうではなく、高齢の患者さんのなかには、がんではあるけれども、ほとんど痛みはないという患者さんもいるわけですね。

そうした患者さんの場合には、緩和ケア病棟に入るよりも、慣れ親しんだ自宅で最期の時間を過ごす、そういう選択肢もあるだろうという考えで始まったのが、在宅ホスピスです。

いま、僕は2001年に母が設立したクリニックの院長として、この在宅での看取りの仕事をしています。

病院があまり好きではない、できれば自宅がいいという患者さんがけっこう多いんですね。理由として多いのは犬や猫といったペットを愛しておられる方で、いつもワンちゃんのそばにいたいというわけです。いまや、日本では子どもの数よりペットの数のほうが多い時代ですから、そういう方もかなりの数になるんですね。

あとは趣味の模型作りに没頭したいという方もいましたね。家にジオラマ作りの作業場があって、どうしてもそこで過ごしたいというおじいちゃんが実際にいました。これも「わが家の力」です。

ある男性は、最期、タキシードを着た写真が残っています。「あの世へ出発するんや」という宣言ですね。この方は脳腫瘍が原因で、ときおり痙攣が起きてしまい、やがて体力が弱まって、あと2週間ほどではないかと思われる時期に自宅で過ごすことを希望されました。

ジャズが好きな方で、本当に最期、音楽を聴きながら、ご家族に囲まれて幸せな時間をお過ごしになったと思います。

家での看取りは、家族を結束させる効果もあります。

ある膵がんの女性の患者さんが、自宅で撮影した家族の集合写真があります。旦那さんと娘さん、息子さんが映ってますが、それまでどうも家族関係がしっくりいっていなかったといいます。

ところが、お母さんががんになってしまい、自宅に戻ってきた。そこでお父さんが「母さんがあと1ヵ月、2ヵ月の命かもわからんのに、ケンカしてる場合やない」と休戦を呼びかけて、家族の絆が再びぐっと固まった。そういうことも本当にあるんです。写真を見る限り、誰が患者さんだか分からない、仲のよさそうな一家に写っています（笑）。

医師の仕事の特権と面白さ

僕らの仕事で重要なのは、残された時間において患者さんがこれからどうしたいか、どんな生き方をイメージしているのか、本当の気持ちを知ることです。

2019年に「人生会議」（アドバンス・ケア・プランニング）という言葉が話題になりました。吉本芸人の小藪千豊さんがポスターに起用され、一部表現をめぐっては議論もありましたが、大切な考え方も含まれていると思います。

ここでひとつの映像を紹介します。

（映像の字幕）
決めなくてもいいから、いっぱい話をしよう。
どこで死にたいか、病気になった時どうしたいか。
そんな話ばっかりしなくてもいい。

何が好きか、何を大切にしているのか。
決めなくてもいいから、いっぱい話をしよう。

病気は、本人からも〝自分らしさ〟を奪う。

（実際の男性がん患者のストーリーが展開される）
47歳で見つかったステージ4の肺がん。
根本的な治療は難しい段階だった。

病気の苦しみは本人からも自分らしさを奪う。
大切にしていた娘のソフトボールの試合の応援。もう無理かな…。

あなたを知るみんなと一緒に、迷いながら選んで進む。

体の調子だけをみていたら、行かないほうがいい。
でも、彼らしさを共有したら、行かないのはあり得ない。そう思えた。

行けるさ、行こう。家族みんな一緒だった。

たくさん話し、迷った先にみんなで出した答え。

4番ピッチャーの娘は大活躍。無失点でのコールド勝ち。

「ナイスピッチング!」

勝利を喜ぶ笑顔と大きな声は病気の重さを少しも感じさせなかった。

人はいつどんな時でも、誰かの力になれる。

試合の翌日、自宅に戻り息を引き取った。

旅立って5年。娘は地元開催の国体で県代表のエースになった。

「お父さんはきっと言ってくれると思う。ナイスピッチングって」

決めなくてもいいから、いっぱい話をしよう。

こんなとき、私は、あの人はどんな選択をするだろう。

その過程の先にはきっとみんなでうなづける未来がある。

これは、本当にあったストーリーをもとに作られた映像ですが、看取りの現場で仕事をしていると、日々、たくさんの人生模様を目にすることになります。

これは緩和ケアに限った話ではありませんが、医師の仕事のやりがい、特権のひとつには、患者さんの人生の1ページに参加させてもらえる、ときには脇役を演じられることだと思います。

僕は、医師になりこれまで多くの患者さんたちの人生と交わることができて、本当に感謝しています。中学、高校時代の成績はトップクラスというわけにいきませんでしたが、それでもこの仕事は「やりたい」という情熱が何よりも大事ではないでしょうか。

どこの大学の医学部に入るかという大学選びも大切ですが、それよりも重要なのは、医師になるというぶれない目標を持ち続けることです。

折れない気持ちを持ち続ければ、必ず尊敬できる人との出会いが生まれます。もともと六甲に入ってきている時点で、才能と実力はあるはずですから、どうか皆さんも、迷わずに自分の夢を実現してほしいと願っています。

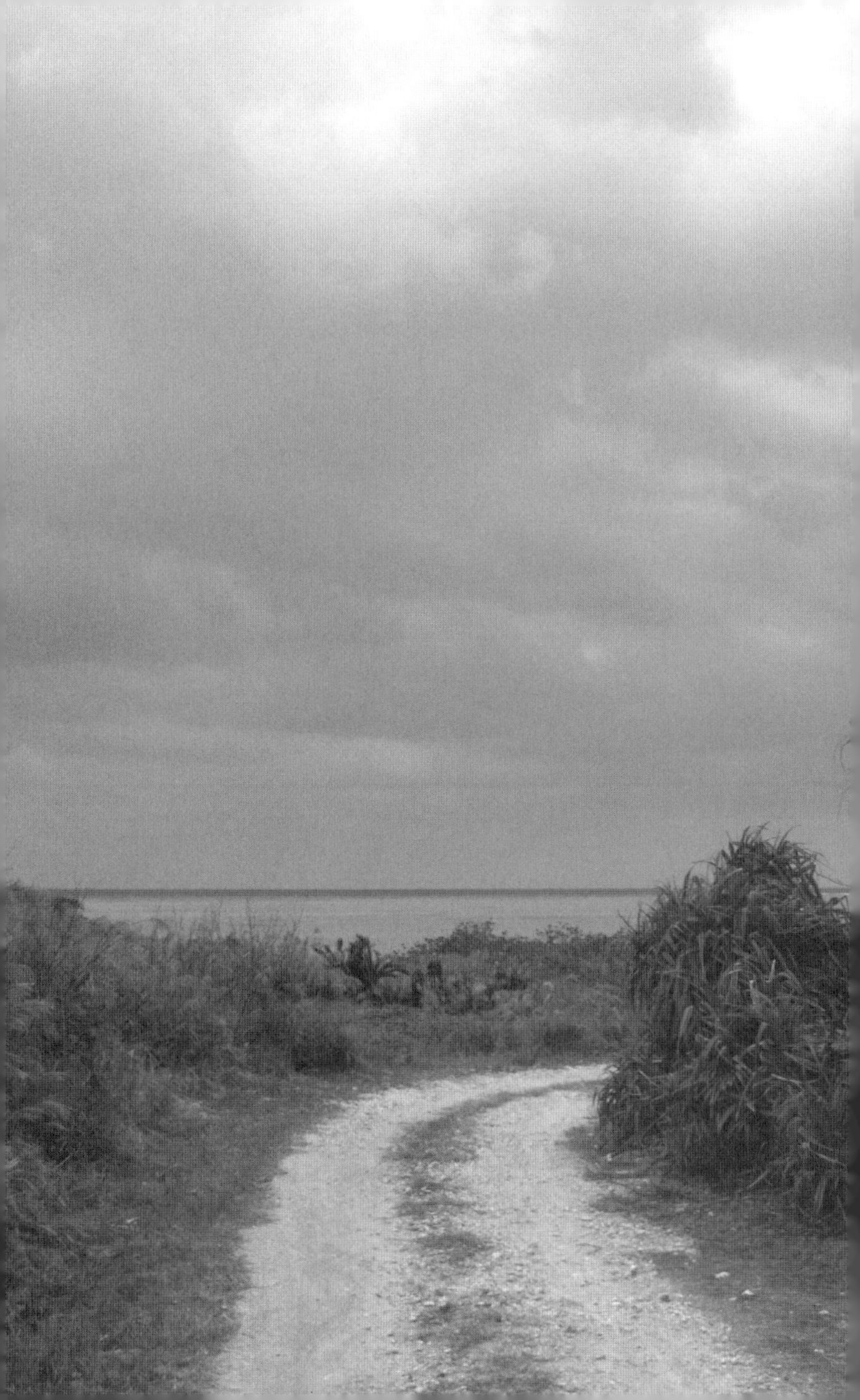

あとがき

２０２０年の春、思わぬ形で出版の機会をいただくことになった。情熱を絶やさず生きていれば、人との良き出会いが人生において新たな転機となるという法則は、昔もいまも変わらない。

体力も時間も限られている私１人では、初めての単著を完成させることなど到底不可能で、宝島社の欠端大林氏が強力にサポートしてくださらなければ、本書は完成していなかっただろう。欠端氏、そして、良き出会いを繋いでくださった河原正典先生に心から謝意を述べたい。

私は人前で喋ることが好きだが、どちらかというと科学的根拠を駆使した理路整然とした話よりも、実践や現場で見た患者さんの物語を語るほうが得意なほうだ。本書においても、良くも悪くも科学的根拠を語っている部分を極力排除して、自分の感情のおもむくままに患者さんやご家族と、あるいは講演会で喋っている語りを抜き出したものが多い。

私が現在所属している研究会や、緩和医療学会の広報委員会、疼痛や鎮静のガイドライン改訂ワーキンググループのメンバーたちからは、「いいかげんなこと書くな！」とお叱りをうけても仕方がない記載があるかもしれない。本書は私にとっての「ライフレビュー」と思って、ご容赦いただければ幸いだ。

現時点での、私なりの考えをまとめたものの、がん患者の心が日々、揺れ動くことは分かっている。

死の淵に近づき、それがより現実味を帯びてきたそのときに、自分にどれだけ強い選択、強い判断ができるか。不安が消えたわけではないが、そのときは家族、そしておなじ立場に置かれている多くのがん患者さんたちに、勇気を借りることになるだろう。「看取りのプロのプライドにかけて」などとつい考えてしまう私だが、人が「生きてきたように死んでいく」のであれば、「笑顔を絶やさず、周りの人に感謝の気持ちを伝えらえる生き方」を自分が自分でなくなるまで続けていきたい。

自分自身に残された時間を見つめる前に、目下の心配事は「いつ、髪の毛が抜け落ちて中学以来の坊主頭になってしまうか」であるが、たとえ髪の毛が抜けても、それなりに格好をつけて、しぶとく生きることが当面の最大の目標である。

最後に、いまも私を支えてくれている家族に感謝しつつ、本書が、1人でも多くの患者さんの「生きるヒント」になることを祈り、筆を置きたい。

2020年7月　関本　剛

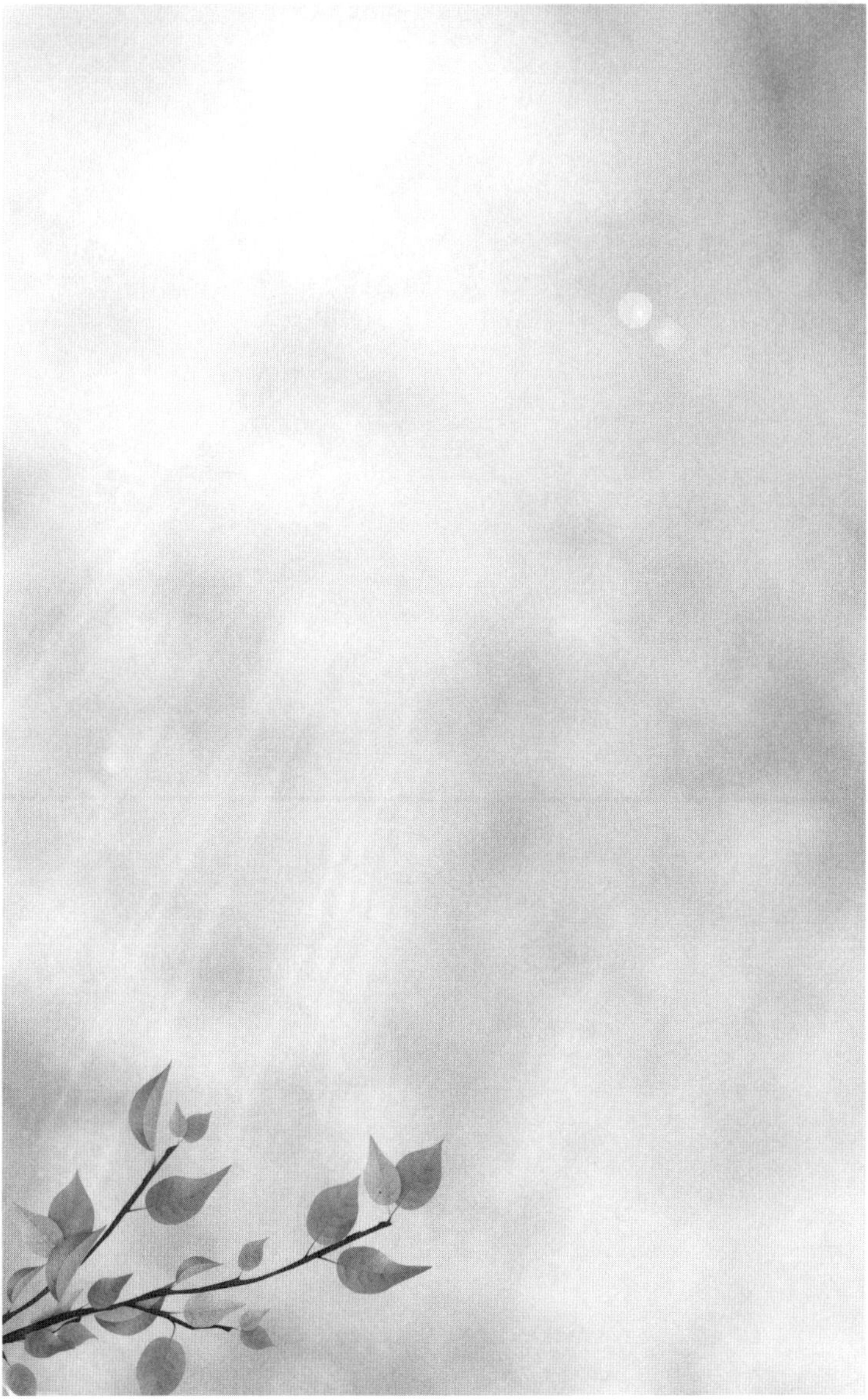

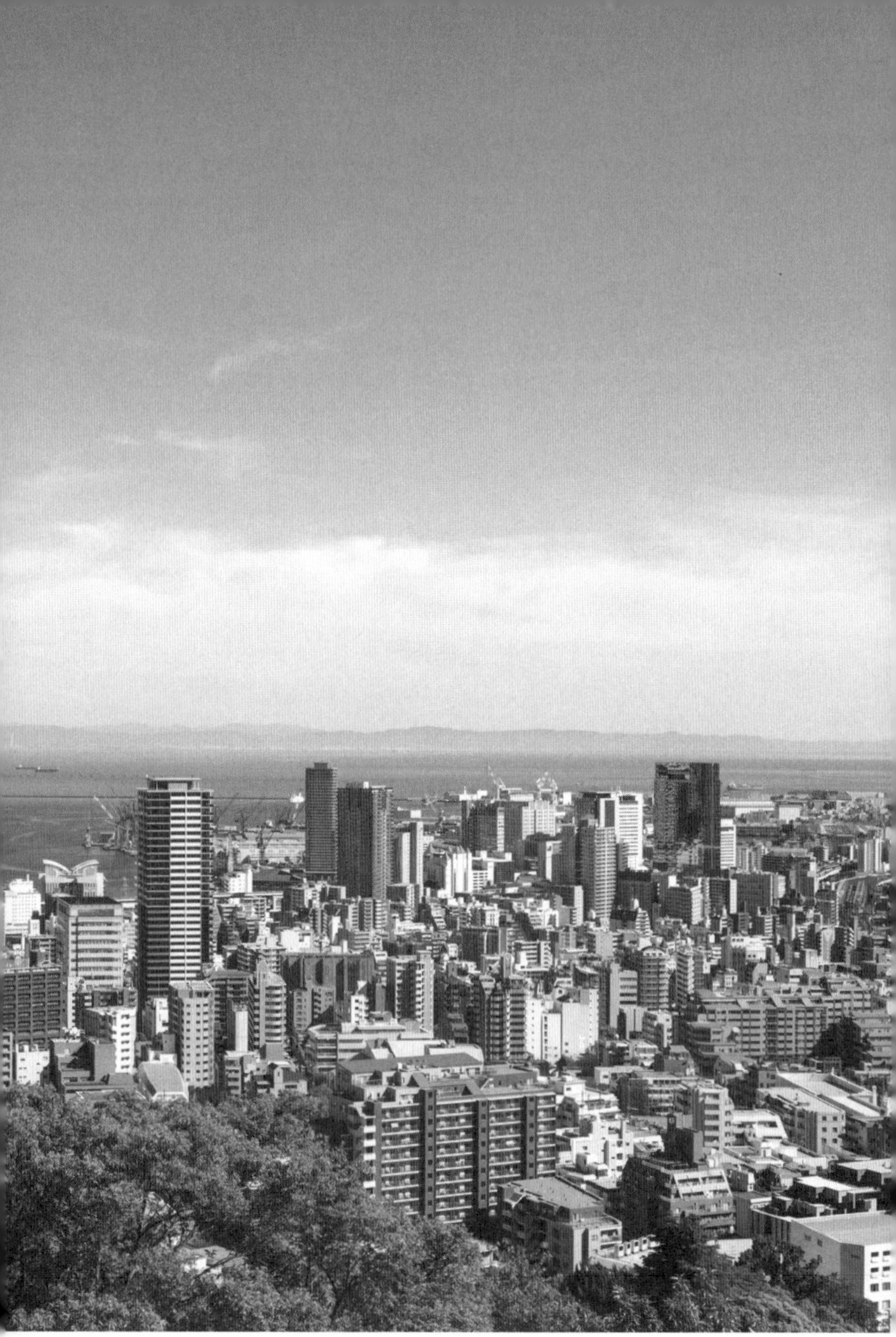

今日も、神戸の街が待っている

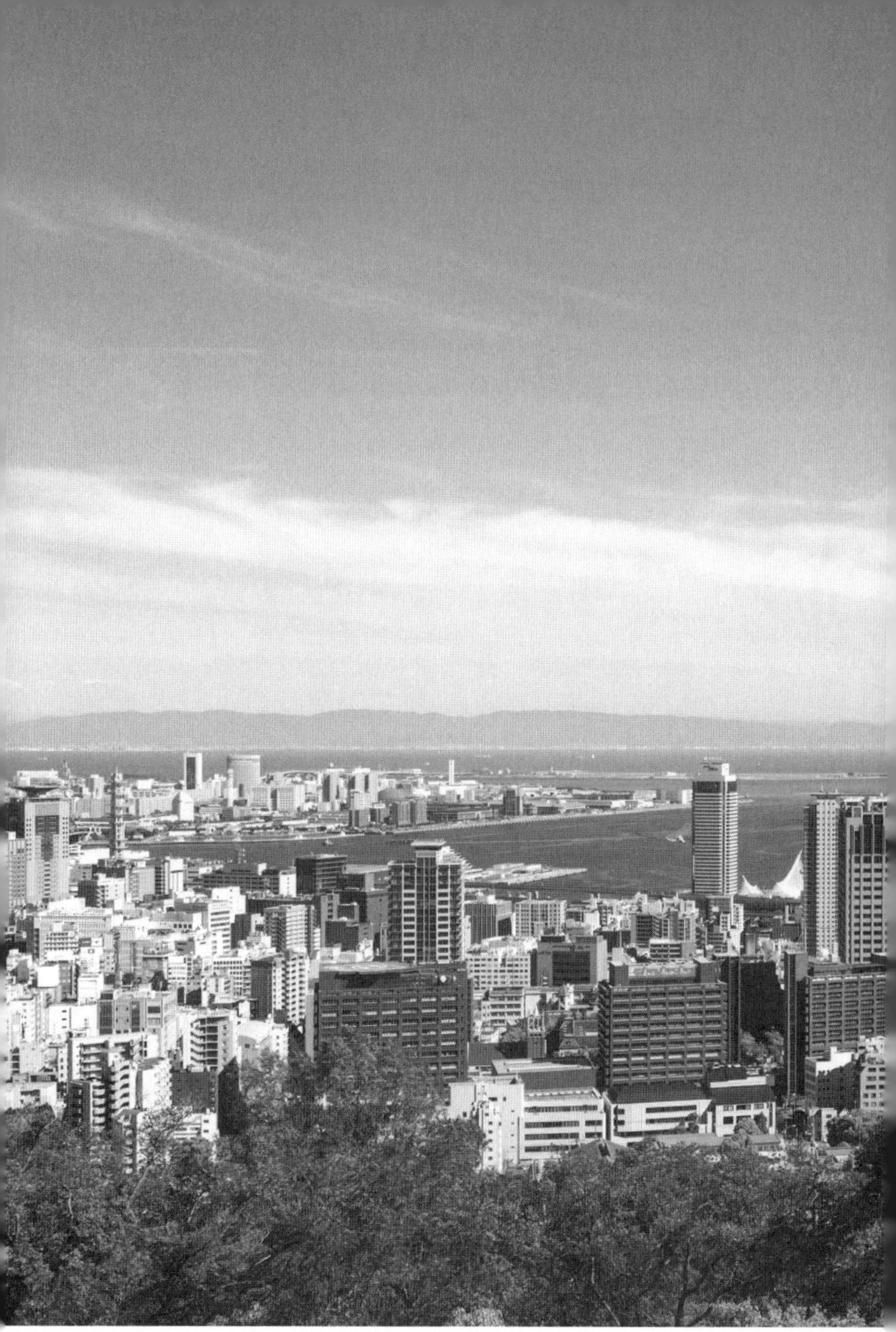

装幀　　　岡 孝治
カバー写真　金子 靖

がんになった緩和ケア医が語る「残り2年」の生き方、考え方

2020年 9 月 2 日　第1刷発行
2022年10月25日　第6刷発行

著　者　関本 剛
発行人　蓮見清一
発行所　株式会社宝島社
〒102-8388　東京都千代田区一番町25番地
電話：編集 03-3239-0646／営業 03-3234-4621
https://tkj.jp
印刷・製本　サンケイ総合印刷株式会社

落丁・乱丁本はお取り替えいたします。

ISBN978-4-299-00484-0